国家973 计划项目
"中医临床各科诊疗理论框架结构研究"成果

金匮钩玄

金元四大家医书校注丛书

石岩 总主编

（元）朱震亨 著

谷松 校注

科学出版社
北京

内 容 简 介

《金匮钩玄》为综合性医书，元代朱震亨著，明代戴原礼校补。朱震亨，字彦修（1281—1358年），金元四大家之一。力倡"阳常有余，阴常不足"之说，申明人体阴阳、元精之重要，故被后世称为"滋阴派"的创始人。全书共3卷，并附医论6篇。卷一、卷二为内科、喉科和外科病症，卷三为妇科、儿科病症。内容收入内科病症87种，喉科、外科病症12种，妇科病症16种，儿科病症22种，共计137种。每病症均简要地论述病因病机、治疗方药，并贯穿气血痰郁的辨证纲领，充分体现了丹溪学术思想在临床上的运用。书后所附的"六篇大论"，是戴氏对丹溪学术思想的继承和发挥。因此，本书成为代表丹溪学术思想的重要著作之一，也是我们今天学习丹溪学术思想的重要参考文献。

本书适用于中医医史文献和中医临床医生使用，也可供中医爱好者参考。

图书在版编目（CIP）数据

金匮钩玄 /（元）朱震亨著；谷松校注. —北京：科学出版社，2022.1
（金元四大家医书校注丛书 / 石岩总主编）
ISBN 978-7-03-069460-7

Ⅰ. ①金… Ⅱ. ①朱… ②谷… Ⅲ. ①《金匮要略方论》-研究 Ⅳ. ①R222.39

中国版本图书馆 CIP 数据核字（2021）第 150489 号

责任编辑：刘 亚 / 责任校对：蒋 萍
责任印制：徐晓晨 / 封面设计：黄华斌

科学出版社 出版
北京东黄城根北街 16 号
邮政编码：100717
http://www.sciencep.com

北京中科印刷有限公司 印刷
科学出版社发行 各地新华书店经销

*

2022 年 1 月第 一 版 开本：720×1000 1/16
2022 年 1 月第一次印刷 印张：6
字数：94 000
定价：48.00 元
（如有印装质量问题，我社负责调换）

丛书编委会

总 主 编 石 岩

副总主编 刘庚祥　傅海燕　杨宇峰

编　　委（以姓氏笔画为序）

马　丹　王　雪　王宏利　王蕊芳

艾　华　曲妮妮　吕　凌　闫海军

杨宇峰　谷　松　谷建军　张　华

陈　雷　邰东梅　尚　冰　季顺欣

赵鸿君　战佳阳　曹　瑛

总前言

中医药学是一个伟大的宝库，其学术源远流长，其理论博大精深，其学说百家争鸣。若要真正掌握其思想精髓，灵活应用以治病救人，非熟读、领悟历代医学经典别无他路。国家中医药管理局因此提出"读经典，做临床"的口号，以倡导中医界的同事、学子，认真研读历代有代表性的中医典籍，以提高中医理论与临床水平。

金元时期是中医药学迅速发展的时期。受宋明理学的影响，中医药学针对宋以前的诊疗模式、临症方法展开了学术争鸣，全面探究病因病机理论，形成了新的外感内伤病机学说，即金元四大家的学术争鸣。他们对宋以前那种"方证相应""以方名证"，临证辨识"方证"的诊疗模式提出了挑战，开始大量使用《内经》阴阳五行、脏腑气血学说探讨病因病机，推导和辨析临症证候及症状发生和变化的机理。

金元四大家以刘完素为首。刘完素，字守真，自号通玄处士。河间人（今河北省河间县），故尊称刘河间。他在精研《素问》《伤寒论》的基础上，以"火热论"阐发六气病机，提出了"六气皆从火化"的著名论点，力主寒凉治病，创立了寒凉学派。主要著作有《素问玄机原病式》《黄帝素问宣明论方》和《素问病机气宜保命集》。

张从正，字子和，自号戴人。睢州考城人（今河南睢县、兰考一带）。私淑刘河间，治病宗河间寒凉之法，又发展河间寒凉学派为以寒凉攻邪为特点的攻邪学派。他认为疾病"或自外而入，或由内而生，皆邪气也"，邪留则正伤，邪去则正安，故治疗上以汗、吐、下三法攻除疾病。其代表作为《儒门事亲》。

李杲，字明之，真定人（今河北正定），居于东垣地区，晚号东垣老人。师事张元素，依据《内经》以胃气为本的理论，提出了"内伤脾胃，百病由生"的观点，治疗上强调调理脾胃，升提中气，创立了补土学派。其代表作为《脾胃论》《内外伤辨惑论》和《兰室秘藏》。

朱震亨，字彦修，婺州义乌人（今浙江义乌市），其乡有小河名丹溪，故尊之为丹溪翁。丹溪师事罗知悌，又受到刘完素、张从正、李杲三家学说的影响及程、朱理学的影响，倡导"阳常有余，阴常不足"和"相火"易于妄动耗伤精血的观点，治疗上主张滋阴降火，善用滋阴降火药，后世称其学术流派为养阴派。丹溪的著作，以《局方发挥》《格致余论》和《金匮钩玄》为代表，而《丹溪心法》等则为其门人弟子整理其学术经验而成书。

金元四大家及其传承弟子经过不断的研究、探讨与实践，构建了当时中医学临症诊疗模式及临症的基本理论框架，即"时方派"的特色学术。时方派的理论、实践及诊疗模式是在宋代医学着重方剂的收集、整理、汇总的基础上，又在临症理论、诊疗模式方面进行了一次更深入的研讨、辨析与提高，把古代有着各自发展轨迹的"医经理论"与"经方实践"在方法上进行了相融的构建，形成了金元时期用医经理论推导、辨析、诠释"方"与"证"之间关系的辨（病机）证施治的基本模型。这种初始的模型经过后世的不断发展、完善，逐渐丰富它的理论框架，形成了后世中医学临症的主流模式，亦是我们现代中医临症官方的主流模式。因此，认真研读金元四大家的著作，探讨金元时期学术争鸣的起因与内涵，辨析当时临症模式转换的背景及辨（病机）证施治的形成与发展，对于我们研究现代中医临症的诊疗模式，临症理论的框架结构具有不可或缺的意义。

作为国家重点研究课题 973 项目的一部分，我们汇集了金元四大家有影响的代表作 11 部及从诸书中汇总的《朱丹溪医案拾遗》1 部，编辑成"金元四大家医书校注丛书"。通过筛选好的底本，配合校勘讹误，注释疑难，诠释含义等方式，深入准确地理解原著内容，以期方便读者学习了解金元四大家医书的内容。同时从学说的源流、背景、学术特色及对后世的影响等方面，对各书进行了系统研究。

不过限于水平，错误与疏漏之处在所难免，切望广大专家、读者批评指正。

编　者
2020 年 10 月

校注说明

《金匮钩玄》为综合性医书,元代朱震亨著,明代戴原礼校补。朱震亨,字彦修(1281—1358年),金元四大家之一。力倡"阳常有余,阴常不足"之说,申明人体阴气、元精之重要,故被后世称为"滋阴派"的创始人。本书目前国内可见版本有元刊本、明正德间刊本、《古今医统正脉全书》本、《四库全书》本、1954—1956年人民卫生出版社影印本等。

此次整理以《古今医统正脉全书》本为底本,以《四库全书》本为主校本,以天津科学技术出版社《金元四大家医学全书》为参校本,并参考《丹溪心法》等著作,点校体例如下:

一、底本竖排格式改为横排,底本表示文字位置的"右""左"一律改为"上""下",不出校记。

二、凡底本文字不误者,一律不改动原文;校本有异文,有参考价值的,出校记说明之。

三、原文中的异体字、通假字、古今字、俗写字,凡常见者一律径改为通行的简化字,不出校记,如"欬"改作"咳"、"於"改作"于"、"觔"改作"斤"等。对于原文中的冷僻字未经规范简化者,以及不常见的通假字、异体字等,酌情予以注释。

四、为便于读者阅读,本次整理对文中字词进行了详细注释,有些词详列出处;并以按语形式对原文加以说明,按语力求简洁,说明文章旨意,并对涉及的医案进行点评,以求正确把握丹溪的医学思想。因水平所限,疏漏之处在所难免,望广大读者指正。

五、为使读者深入了解本书价值,特补录了《四库全书总目提要》中关于本书的提要。

校注者
2020年12月

目 录

总前言
校注说明

提要 …… 1	噤口痢 …… 21
金匮钩玄卷一 …… 2	泄泻 …… 22
中风 …… 2	脾泄 …… 23
六郁 …… 3	霍乱 …… 23
癫 …… 4	干霍乱 …… 24
寒 …… 6	呕吐 …… 24
伤寒 …… 6	恶心 …… 25
暑 …… 6	翻胃 …… 25
注夏 …… 7	伤食 …… 26
暑风 …… 8	痞 …… 26
湿 …… 9	嗳气 …… 26
内伤 …… 9	吞酸 …… 27
火 …… 10	嘈杂 …… 27
伤风 …… 11	五疸 …… 27
发斑 …… 11	消渴泄泻 …… 28
疹 …… 11	水肿 …… 29
温病 …… 12	膨胀 …… 29
疟 …… 12	自汗 …… 30
咳嗽 …… 13	盗汗 …… 30
痰 …… 15	吃逆 …… 30
喘 …… 18	头风 …… 31
哮 …… 19	头痛 …… 31
痢 …… 20	头眩 …… 32

眩晕	32	疝	50
眉棱痛	33	脚气	51
耳聋	33	痿	52

金匮钩玄卷二 ⋯⋯ 34

心痛	34	发热	52
腰痛	35	阳虚恶寒	53
胁痛	36	手心热	53
腹痛	36	手麻	53
痛风	37	手木	53
劳瘵	38	厥	54
咳血	38	面寒面热	54
呕血	39	喉痹	54
咯血	39	缠喉风	54
衄血	40	咽喉生疮	54
溺血	40	口疮	55
下血	40	酒皶鼻	55
肠风	41	肺痈	55
梦遗	42	肺痿	55
精滑	42	天疱疮	55
浊	43	漏疮	56
淋	44	痔漏	56
小便不通	44	肠痈	56
关格	45	结核	56
小便不禁	45	脱肛	57

金匮钩玄卷三 ⋯⋯ 58

痫	46	妇人科	58
健忘	46	血崩	58
怔忡	47	带下赤白	59
惊悸	47	子嗣	60
痉	47	产前胎动	60
血块	48	恶阻	60
吐虫	48	束胎	61
癥瘕	49	安胎	62
茶癖	50	胎漏	62
瘿气	50	子肿	62

难产 …… 62	木舌 …… 69
催生方 …… 63	瘾疹 …… 69
产后血晕 …… 63	咯红 …… 69
产后补虚 …… 63	吃泥 …… 69
消血块 …… 63	痢疾食积 …… 70
泄 …… 64	解颅 …… 70
恶露不尽 …… 64	蛔虫 …… 70
中风 …… 64	口噤 …… 70
发热恶寒 …… 65	风痰 …… 71
小儿科 …… 65	癞头 …… 71
吐泻黄疸 …… 65	赤瘤 …… 71
急慢惊风 …… 65	鼻赤 …… 72
疳病 …… 66	**金匮钩玄附录** …… 73
痘疮 …… 67	火岂君相五志俱有论 …… 73
腹胀 …… 67	气属阳动作火论 …… 74
夜啼 …… 67	血属阴难成易亏论 …… 75
口糜 …… 68	滞下辩论 …… 76
脱囊肿大 …… 68	三消之疾燥热胜阴 …… 77
脱肛 …… 68	泄泻从湿治有多法 …… 79

附录 …… 81
　　朱震亨及其《金匮钩玄》理论特色研究 …… 81

提　要

臣等谨按，《金匮钩玄》三卷元朱震亨著，明戴原礼①校补。中称"戴云者"原礼说也。末附论六篇，不列于卷第中。一曰《火岂君相五志俱有论》，一曰《气属阳动作火论》，一曰《血属阴难成易亏论》，一曰《滞下辨论》，一曰《三焦之疾燥热阴胜论》，一曰《泄泻经湿治有多方论》，皆不题谁作。观其《滞下辨论》引震亨之言，则亦原礼所加也。震亨以补阴为宗，实开直补真水之先，其以郁治病，亦妙阐《内经》之旨，开诸家无穷之悟。虽所用黄柏、知母不如后人之用六味圆直达本原，所制越鞠丸亦不及后人之用逍遥散和平无弊，然筚路蓝缕，究以震亨为首庸。是书词旨简明，不愧钩玄之目，原礼所补，亦多精确。《明史·方技传》载此书于《原礼传》中，卷数与今本同，称其附以己意，人谓不愧其师，其为医家善本可知矣。原礼，浦江人。洪武中御医，本名思恭，以字行，故史作戴思恭。朱国祯《涌幢小品》曰："戴元礼，国朝之圣医也，太祖称为仁义人。太孙即位，拜院使"云云。元礼即原礼，盖国祯得诸传闻，故音同字异耳。

『注释』

①戴原礼：史称戴思恭，字原礼，号肃斋。元末明初著名医学家，浙江浦江县马剑人，为震亨弟子。

『按语』

本文摘自《四库全书总目提要》。本提要介绍了《金匮钩玄》的体例和内容，《金匮钩玄》共三卷，并附论六篇。卷一、卷二为内科、喉科和外科病症，卷三为妇科和儿科病症。在体例上该书在病机、症状、治法、方药方面进行论述。朱震亨以养阴著称，开创补阴先河，对后世影响颇深。该书词旨简明，明示精深义理可谓钩玄之目，经原礼补注后，更为精确。

金匮钩玄卷一

中　风

大率主血虚。有痰，以治痰为先，或虚挟火与湿；亦有死血留滞者，外中于风者；亦有中气者，当从痰治，顺气化痰。若口开、手撒、眼合、遗尿、吐沫、直视、喉如鼾睡、肉脱筋痛者，皆不治。

半身不遂，大率多痰。在左属死血、无血，在右属痰、有热、气虚。

病若在左者，四物汤等加桃仁、红花、竹沥、姜汁；在右者，二陈汤、四君子等加竹沥、姜汁。

痰壅盛者、口眼㖞斜者、不能言者，皆当吐。

吐法：轻用瓜蒂、虾汁、皂角；重用藜芦半钱或三分，加麝香灌入鼻内或口内，吐痰出。一吐不已，再吐之。亦有虚而不可吐者。

气虚卒倒，参芪补之。

气虚有痰，浓参汤合竹沥、姜汁。

血虚，宜四物汤，俱用姜汁炒；恐泥痰，再加竹沥、姜汁入内服；能食者，去竹沥，加荆沥[①]。

又法：以猪牙皂角[②]、白矾等分为末，姜汤调下，名稀涎散。

血虚者，四物汤补之。挟痰者，亦用姜汁、竹沥。

《脉诀》内言诸不治证，见则不可治，筋枯者不治。举动则筋痛者，是筋枯，以其无血滋润故也。

治痰：气实能食，用荆沥；气虚少食，用竹沥。此二味用开经络，行血气。入四物汤中，必用姜汁助之。

肥白人多湿，少用附子、乌头行经。

初昏倒，急掐人中，至醒，然后用去痰药，二陈汤、四物、四君子等汤加减用。

『注释』

①荆沥：用牡荆条炙取，气味甘平，主心闷烦热，目眩失音，风头眩晕，小

儿惊痫，开经络，导痰涎，行血气，解热痢。批：牡荆结小荆实者。

②猪牙皂角：《神农本草经》言皂角"猪牙者良"。

『按语』

中风一病，早见于《内经》，其病名有大厥、薄厥、仆击、偏枯、痱风等。《金匮要略·中风历节病脉证并治》中载："邪在于络，肌肤不仁；邪在于经，即重不胜；邪入于腑，即不识人；邪入于脏，舌即难言，口吐涎。"唐宋以前多以"外风"立论，认为"内虚邪中"。唐宋以后多以"内风"立论：刘河间主"心火暴甚"；李东垣主"正气自虚"；朱丹溪主"湿痰生热"；王履将其分为"真中"与"类中"；张景岳主张"非风"，认为"内伤积损"；李中梓又将中风明确分为闭、脱二证。

周学海认为中风有阴虚阳虚两大纲，金匮脉缓脉紧两条义旨。阴虚者，多感于风温而发病，温气外泄，证象多见纵弛，形同内伤，后世之所谓类中也；阳虚者，多感于风寒而发病，寒气内敛，证象多见拘急，形同外感，后世之所谓真中也。治法上大抵阳虚者，药取其气，气重在辛；阴虚者，则取其味，味重在酸。

在丹溪对于中风病因的阐述中，除气虚、血虚外，重点强调痰与湿。治疗中更体现了对痰与湿的重视，灵活地佐用二陈汤以及姜汁、竹沥、荆沥等化痰祛湿药。此外，对口开、手撒、眼合、遗尿、吐沫、直视、喉如鼾睡、肉脱筋痛等中风危症亦当谨记。

六 郁

戴云：郁者，结聚而不得发越也。当升者不得升，当降者不得降，当变化者不得变化也。此为传化失常，六郁之病见矣。气郁者，胸胁痛，脉沉涩；湿郁者，周身走痛，或关节痛，遇阴寒则发，脉沉细；痰郁者，动则即喘，寸口脉沉滑；热郁者，瞀①，小便赤，脉沉数；血郁者，四肢无力，能食，便红，脉沉；食郁者，嗳酸腹饱不能食，人迎脉平和，气口脉紧盛者是也。

气血中和，万病不生，一有怫郁，诸病生焉。

气郁：香附、苍术、川芎。

湿郁：苍术、川芎、白芷。

痰郁：海石、香附、南星、栝蒌。

热郁：青黛、香附、苍术、川芎、栀子。

血郁：桃仁、红花、青黛、川芎、香附。

食郁：苍术、香附、针砂②醋炒、山楂、神曲炒。春加芎，夏加苦参，秋冬加吴茱萸。

越鞠丸 解诸郁，又名芎术丸。

苍术　香附　抚芎　神曲　栀子等分为末

水丸，如绿豆大。

凡郁皆在中焦，以苍术、抚芎开提其气以升之。假如食在气上，提其气则食自降。余皆仿此。

『注释』

①瞀：昏闷，沉滞闷乱。《丹溪心法·六郁五十二》为瞀闷。

②针砂：性味酸辛，平。功效补血除湿利水。治血虚黄胖，水肿。

『按语』

丹溪一生学术造诣主要在治郁治痰，读者宜留意于此。气郁久而痰生，郁之与痰，气血之辨，病之两大端也。

本篇所及之郁，为气、血、火、食、湿、痰所致的气机郁滞之证。与现代中医所言之郁病相关，但读者不应局限于单一病种。"气血中和，万病不生，一有怫郁，诸病生焉"。应注意许多疾病的发生均与气机不畅密切相关，故在诊疗疾病时当注意气机的通畅及影响气机的相关因素。

癞

大风病，是受得天地间杀物之气，古人谓之疠风者，以其酷烈暴悍可畏耳。人得之者，须分在上、在下。夫在上者，以醉仙散取涎血于齿缝中出；在下者，以通天散①取恶物陈虫于谷道中出。取出虽有道路之异，然皆不外乎阳明一经。治此证者，须知此意。看其疙瘩与疮，上先见者、上体多者，在上也；下先见者、下体多者，在下也。上下同得者，在上复在下也。阳明胃经与大肠无物不受，此风之人人也。气受之，则在上多；血受之，则在下多；血气俱受之者，上下俱多也。自非医者神手，病者铁心，罕有免此。夫从上从下以渐而来者，皆可治。人见其病势之缓，多忽之。虽按法施治，病已瘥可，若不能忌口、绝色，皆不免再发,发则终于不能救也。余曾治五人中间,惟一妇人不再发,以其贫甚而且寡,无物可吃也。余四人,三、四年后皆再发。孙真人云:吾尝治四五十人,终无一人免于死。非真人不能治,盖无一人能守禁忌耳。此妇人本病药外,又服百余贴加减四物汤,半年之上,方得经行,十分安愈。

治法:在上者醉仙散,在下者通天再造散。后用通神散[2],及三棱针于委中出血。但不能忌口、绝房者,不治之也。

醉仙散 胡麻仁 牛蒡子 蔓荆子 枸杞子各半两为粗末,同炒紫色 白蒺藜 苦参 栝蒌仁 防风各半两

上八味为细末,每一两半入轻粉三钱,拌匀。大人一钱,空心,日午、临睡各一服,淡茶调下。五七日间,必于齿缝中出臭涎水,浑身觉痛,昏闷如醉,利下恶臭屎为度。量大小虚实,加减与之。证候重而急者,须以再造散下之,候补养得还,复与此药吃。须断盐酱醋诸般鱼肉椒料果子烧炙等物,只可淡粥及淡煮熟时菜食之。茄尚不可食,惟有乌稍蛇、菜花蛇可以淡酒煮熟食之,以助药力。

再造散 郁金半两,生用 大黄一两,炮 皂角刺一两,黑者大者 白牵牛头末六钱半,炒半生用之

上为末,五钱临夜冷酒调下。以净桶伺候泄出虫。如虫口黑色,乃是多年虫;口如赤色,是近者。三数日又进一服,直候无虫,即绝根也。

『注释』

①通天散:又名通天再造散、再造散。
②通神散:即防风通圣散。见于《丹溪治法心要·卷二·癞风》。

『按语』

丹溪治癞之法独取阳明一经,以气血分治之。愈后应慎守禁忌诸证:"须断盐酱醋诸般鱼肉椒料果子烧炙等物,只可淡粥及淡煮熟时菜食之。茄尚不可食,惟有乌稍蛇、菜花蛇可以淡酒煮食之,以助药力。"

丹溪言"癞"非只肺脏有之,因其病发于鼻,故又俗称肺风。鼻部肿赤胀大而为疮,乃血随气化也。气既不施则血为之聚,血既聚则合肉烂而生虫也。生虫者,厥阴主之,以药缓疏之,煎局方升麻汤下泻青丸,余病各随经治之。

寒

主乎温散。

有卒中天地之寒气，有口伤生冷之物。

戴云：此伤寒，谓身受肃杀之气，口食冰水瓜果冷物之类。病者，必脉沉细、手足冷、息微、身倦，虽身热亦不渴，倦言语。或遇热病，误用此法，轻者至重，重者至死。凡脉数者、或饮水者、或烦躁动摇者，皆是热病。寒热二证，若水火也，不可得而同治，误即杀人。学者慎之。

『按语』

本篇所论之寒证，有外感于寒者，有内伤生冷所感者，治疗应以温散为主。临证当注意寒证与热证、真寒假热证与真热假寒证的鉴别。

伤寒

伤寒，必须身犯寒气，口食寒物者，从补中益气汤中加发散药。属内伤者，十居八九。其法：邪之所凑，其气必虚，只用补中益气汤中，从所见之证，出入加减。气虚热甚者，少用附子，以行参芪之剂。如果气虚者，方可用此法。以上伤寒治法，可用于南方，不宜北。

『按语』

"邪之所凑，其气必虚"，本篇所论之伤寒为素体脾胃虚弱，外感风寒所致，治疗当注意固护正气。"以上伤寒治法，可用于南方，不宜北"意为南方酷热，阳气蒸腾外驱，另加喜食生冷，易致脾胃虚弱，故宜用此法。

暑

戴云：暑乃夏月炎暑也，盛热之气著人也。有冒、有伤、有中，三者有轻重之分，虚实之辨。或腹痛水泻者，胃与大肠受之；恶心者，胃口有痰饮也；此二者，冒暑也。可用黄连香薷饮。盖黄连退暑热，香薷消畜①水。或身热头疼躁乱不宁者，或身如针刺者，此为热伤在分肉也。当以解毒白虎汤加柴胡。气如虚者，加人参。或咳嗽发寒热、盗汗出不止、脉数者，热在肺经，用清肺汤②、柴胡天水散③之类。急治则可，迟则不可治矣。或火乘金也，此为中暑。凡治病须要明白辨别，慎勿混同施治。春秋间亦或有之，切莫执一。随病处方为妙。

黄连香薷饮 挟痰加半夏，乘虚加人参、黄芪，或清暑益气汤加减用之。

『注释』

①畜：通"蓄"。
②清肺汤：方出《三因极一病证方论》卷八。方用薏苡仁、防己、杏仁、冬瓜子仁、鸡子白皮。主治肺实热，肺壅，汗出若露，上气喘逆咳嗽，咽中塞如呕状，短气客热，或唾脓血。
③柴胡天水散：方出《观聚方要补》卷一引《统旨》。方用柴胡、黄芩、人参、甘草、滑石、竹叶。主治中暑，咳嗽寒热，盗汗不止，脉数。

『按语』

朱丹溪将暑邪致病因受邪部位不同而分为冒暑、伤暑、中暑三种。邪犯胃肠，表现为呕吐、腹泻等一系列胃肠症状者为冒暑；邪伤分肉，发热、头身疼痛者为伤暑；邪热入肺，咳嗽、发热恶寒、盗汗者为中暑。病因方面又多以暑热兼湿而致病为主。

注　夏

属阴虚，元气不足。

戴云：秋初夏末，头痛脚软，食少体热者是也。补中益气汤去柴胡、升麻，加炒黄柏。挟痰，止用南星、半夏、陈皮之类；或生脉散出千金方。

『按语』

注夏于夏令季节发病，症见头痛、身倦、脚软、食少、体热。《丹溪心法·卷一·中暑》载："注夏属阴虚，元气不足，夏初春末，头疼脚软，食少体热者是，宜补中益气汤去柴胡、升麻，加炒柏、白芍药。挟痰者，加南星、半夏、陈皮，煎服。又或用生脉汤。暑风挟痰、挟火实者，可用吐法。"与后篇之"暑风"同属于"中暑"范畴。

暑　风

戴云：暑风者，夏月卒倒不省人事者是也。有因火者，有因痰者。火，君相二火也；暑，天地二火也；内外合而炎烁，所以卒倒也。痰者，人身之痰饮也，因暑气入，而鼓激痰饮，塞凝心之窍道，则手足不知动蹷而卒倒也。此二者皆可吐。内经曰：火郁则发之。挟火挟痰实者，可用吐法。吐即发散也。量其虚实而吐之，吐醒后，可用清剂调治之。

『按语』

此因暑邪先伏，微凉外袭，阳气乍闭。暑邪内迫于心，神昏卒倒。初起四肢厥冷，旋即遍体燔炭，汗出即愈。若元气先虚，不能发热作汗者死矣。其机属闭，治之以取嚏为捷法。若真伤于暑，不因寒闭而卒倒者，多系贫贱力食，汗液过泄，心津枯涸，无以养神。霎然热火内焚，一阵头晕，目光直注，狂笑而仆。临时并不见绝汗，以津液早竭也；并不见身热，以真气早漓也。其机属脱，顷刻气绝，无从施治。轻者亦有笑后昏迷，至半日乃气绝，治宜重用人参、五味子、玄参、生地，以生津固本，佐生附子、细辛以豁气机，庶可百救一二。今甲午年六七月奇热，如此死者甚多，医士犹以姜汤痧药等灌之，是真冥途催牒也。

暑风多因暑邪先伏，风邪再入肌表，阳气郁闭而发。暑邪内迫于心，神昏卒倒。初起四肢厥冷，旋即遍体燔炭，汗出即愈。若元气先虚，不能发热作汗者则死。此属闭证，当迅速取嚏。若真伤于暑，不因寒闭而卒倒者，多因水谷精微匮乏则气血化生不足，而汗液耗伤太过，则心液枯竭而无以养神。霎然，火热之邪上冲，一阵头晕，目光直注，狂笑而仆。开始并未见绝汗，只是津液先亏；也未见身热，只是真气先衰。此为脱证，顷刻气绝，无从施治。脱证轻者亦有笑后昏迷，至半日乃气绝。治宜重用人参、五味子、玄参、生地，以生津固本，佐生附子、细辛以豁气机。

湿

戴云：湿有自外入者，有自内出者，必审其方土之致病源。东南地下多阴雨地湿，凡受必从外入，多自下起，以重腿脚气者多。治当汗散；久者宜疏通渗泄。西北地高，人多食生冷湿面，或饮酒后，寒气怫郁，湿不能越，作腹皮胀痛，甚则水鼓胀满，或通身浮肿如泥，按之不起，此皆自内而出也。辨其元气多少，而通利其二便，责其根在内也。此方土内外，亦互相有之，但多少不同，须对证施治，不可执一。

本草苍术治湿，上下俱可用。

二陈汤 加酒芩、羌活、苍术、散风之药，行湿最妙。

『按语』

丹溪治湿好用苍术，上部湿，苍术功烈；下部湿，升麻提之。外湿宜表散，内湿宜淡渗。去上焦湿及热，须用黄芩，如有虚热宜天冬、麦冬、知母之类，多用黄芩则损脾。去中焦湿与痛，热用黄连，若脾胃虚弱不能运转而郁闷，宜黄芩、白术、干葛；中焦湿热积久而痛，乃热势甚盛，宜黄连，用姜汁炒。去下焦湿肿及痛，并膀胱有火邪者，须酒洗防己、黄柏、知母、龙胆草。

燥湿，予羌活胜湿汤、平胃散之类；风湿相搏，一身尽痛，予黄芪防己汤；湿胜气实者，以神佑丸、舟车丸服之；气虚者，予桑皮、茯苓、人参、葶苈、木香之类。肥人沉困怠惰，是湿热，宜苍术、茯苓、滑石；肥白之人沉困怠惰，是气虚，宜二术、人参、半夏、草果、厚朴、芍药；黑瘦而沉困怠惰者，是热，宜白术、黄芩；饮食不节，脾胃受伤，不能递送，宜枳术丸。

内 伤

内伤：病退后燥渴不解者，有余热在肺家，可用参、苓、甘草少许，姜汁冷服；或茶匙挑姜汁与之。虚者可用人参汤。世之病此者为多，但有挟痰者，有挟外邪者，有热郁于内而发者，皆以补元气为主。看其所挟之病，而兼用药。

『按语』

内伤为正气内伤之意,丹溪强调疾病过程中不论后期还是初期,当出现正气已虚之时,治疗当以"补元气"为主。《丹溪心法·卷三·内伤》载,挟痰者,则以补中益气汤加半夏、竹沥,仍少入姜汁传送。凡内伤发斑,因胃气虚甚,是火游行于外,亦痰热所致。火则补而降之,痰热则微汗以散之,切不可下,恐生危证。

《丹溪心法·附录》有云:元气者,乃生发诸阳上升之气,饮食入胃,有伤则中气不足,中气不足,则六腑阳皆绝于外,是六腑之元气病也,气伤脏乃病,脏病形乃应,是五脏六腑真气皆不足也。惟阴火独旺,上乘阳分,故荣卫失守,诸病生焉。始受饮食劳倦所伤之病,必气高而喘,身热而烦,及短气上逆,鼻息不调,急情嗜卧,四肢困倦不收,无气以动,亦无气以言,皆为热伤元气,以甘温之剂以补元气,即是泻火之药。凡所受病,扪摸之,肌肤间必大热,必燥热闷乱,心烦不安,或渴久病必不渴,或表虚恶风寒,慎不可以寒凉药与之。经言:劳者温之,损者温之。惟以补中益气汤温药,以补元气而泻火邪。《内经》云:温能除大热,正谓此也。

《丹溪心法·附方》载,补中益气汤中黄芪、人参、甘草为除燥热肌热之圣药,当归身酒洗以和血脉,柴胡引清气行少阳之气上升,陈皮以导滞气,又能同诸甘药益元气,独用泻脾,白术、升麻引胃气上腾而复其本位,葛根者渴而用之,不渴不用。

火

有可发者二:风寒外来者可发,郁者可发。阴虚火动难治。火郁当发,看何经,轻者可降,重则从其性升之。实火可泻,小便降火极速。

凡气有余便是火。火急甚重者,必缓之,生甘草兼泻兼缓,人参、白术亦可。人壮气实、火盛颠狂者,可用正治,或硝水、冰水饮之。人虚,火盛狂者,可用生姜汤与之。若投以冰水正治,立死。有补阴即火自降者,炒黄柏、地黄之类。

山栀子仁,大能降火,从小便泄去。其性能屈曲下行,降火人所不知。

凡火盛者,不可骤用凉药,必用温散。

又方　左金丸治肝火

黄连六两　茱萸一两或半两,水为丸,白汤下五十丸。

『按语』

火盛用温散者，乃《内经》"火郁发之"之意。风寒外束，惟郁故盛也。火盛当以辛温发散，云"火郁发之"，风寒外束郁极为火亦可发。参看后篇之《火岂君相五志俱有论》。

伤　风

戴云：新咳嗽，鼻塞声重者是也。属肺者多，散宜辛温或辛凉之剂。

发　斑

属风热。

戴云：斑，有色点而无头粒者是。如有头粒者，即疹也。风热挟痰而作，自里而发于外，通圣散①消息，当以微汗而散之。下之，非理也。

内伤斑者，胃气极虚，一身火游行于外所致。宜补以降之。发斑似伤寒者，痰热之病发于外，微汗以散之。下之，非理也。

『注释』

①通圣散：方出《丹溪心法·卷二·斑疹》。方用川芎、当归、麻黄、薄荷、连翘、白芍、黄芩、石膏、桔梗、滑石、荆芥、栀子、白术、甘草。

疹

戴云：疹，浮小有头粒者是。随出即收，收则又出者是也。非若斑之无头粒也。当明辨之。

属热与痰在肺，清肺火降痰，或解散出汗，亦有可下者。

温 病

众人病一般者是也。又谓之天行时疫。有三法：宜补、宜降、宜散。

又方 大黄 黄芩 黄连 人参 桔梗 防风 苍术 滑石 香附 人中黄①

上为末，神曲为丸。每服五六十丸。分气血痰作汤使：气虚，四君子汤；血虚，四物汤；痰多，二陈汤送下。如热甚者，可用童子小便送下。

大头天行病，东垣有方 羌活 酒芩 大黄酒蒸 冬温为病，非其时而有其气者。冬时君子当闭藏，而反发泄于外。专用补药带表。

又方 以竹筒两头留节，中作一窍，纳甘草于中，仍以竹木钉闭窍，于大粪缸中浸一月，取出晒干②，专治疫毒。

『注释』

①人中黄：味甘，性寒，入心、胃经，清热凉血解毒。
②以竹筒……取出晒干：此法即为人中黄的炮制方法。

『按语』

《丹溪心法·卷一·瘟疫》另载：大头天行病，此为湿气在高巅之上，切勿用降药。故本篇大头天行病，东垣用羌活、酒芩、大黄（酒蒸）。

疟

有风、有暑、有食、老疟、疟母、痰病。

老疟病：此系风暑入阴分。在脏用血药：川芎、抚芎、红花、当归，加苍术、白术、白芷、黄柏、甘草煎。露一宿，次早服之。无汗要有汗，散邪为主，带补；有汗要无汗，正气为主，带散。有疟母者，用丸药消导，醋煮鳖甲为君，三棱、蓬术、香附随证加减。

三日一发者，受病一年。间发者，受病半年。一日一发者，受病一月。连二日发者，住一日者，气血俱受病。一日间一日者，补药带表。药后用疟丹截之。在阴分者用药彻起，在阳分方可截之。

又方　草果　知母　槟榔　乌梅　常山　甘草炙　穿山甲炮

用水酒一大碗，煎至半碗，露一宿。临发日前二时，温服。如吐，则顺之。

截疟青蒿丸　青蒿一两　冬青叶①二两　马鞭草②二两　官桂二两

上三叶，皆晒干，秤为末，法丸如胡椒子大。每两作四服。于当发前一时服尽。

大法：暑风必当发汗。夏月多在风凉处歇，遂闭其汗，而不泄。因食者，从食上治。

疟而虚者，须先用参术一二贴，托住其气不使下陷，后用他药。治内伤挟外邪者同法。内必主痰，必以汗解，二陈汤加常山、柴胡、黄芩、草果。

疟而甚者，发寒热、头痛如破、渴而饮水、自汗。可与参、芪、术、苓、连、栀子、川芎、苍术、半夏等治。

久病疟，二陈汤加川芎、苍术、柴胡、葛根、白术，一补一发。

『注释』

①冬青叶：即四季青，味苦、涩，性凉，清热解毒，活血止血，生肌敛疮。

②马鞭草：味苦、辛，性微寒，归肝、脾经，清热解毒，活血通经，利水消肿，截疟。

『按语』

疟疾为感受疟邪，邪正交争所致，是以寒战壮热，头痛，汗出，休作有时为特征的传染性疾病，多发于夏秋季。

《素问·疟论》载："此皆得之夏伤于暑，热气盛。藏于皮肤之内，肠胃之外，此荣气之所舍也""疟气者，必更盛更虚，当气之所在也，病在阳，则热而脉躁；在阴，则寒而脉静，极则阴阳俱衰，卫气相离，故病得休；卫气集，则复病也"；"夫疟者之寒，汤火不能温也，及其热，冰水不能寒也"。

《金匮要略·疟病脉证并治》载："结为癥瘕，名曰疟母，急治之，宜鳖甲煎丸。"

咳　嗽

风寒、火（主降火）、劳、肺胀、火郁、痰（主降痰）。

戴云：风寒者，鼻塞、声重、恶寒者是也；火者，有声、痰少、面赤者是也；劳者，盗汗出，兼痰者，多作寒热；肺胀者，动则喘满，气急息重；痰者，嗽动便有痰声，痰出嗽止。五者大概耳，亦当明其是否也。

风寒，行痰开腠理。二陈汤加麻黄、杏仁、桔梗。

火，降火、清金、化痰。

劳，四物汤中加竹沥、姜汁。必以补阴为主。

肺胀而嗽者，用柯子、青黛、杏仁。柯子能治肺气，因火伤极，遂成郁遏胀满，取其味酸苦，有收敛降火之功。佐以海蛤粉、香附、栝蒌、青黛、半夏曲。

食积痰作嗽发热者，半夏、南星为君，栝蒌、萝卜①子为臣，青黛、石碱②为使。

火郁嗽者，柯子、海石、栝蒌、青黛、半夏、香附。咳嗽声嘶者，此血虚受热也。用青黛、蛤粉，蜜调服。

久嗽风入肺，用鹅管石、雄黄、郁金、款冬花碾末和艾中，以生姜一片留舌上灸之，以烟入喉中为度。

干咳嗽者，难治。此系火郁之证，乃痰郁火邪在中。用苦梗③以开之，下用补阴降火。不已，则成劳，倒仓好。此证不得志者有之。

嗽而胁痛，宜疏肝气，用青皮等。方在后，二陈汤加南星、香附、青黛、姜汁。

治嗽药，大概多用生姜者，以其辛散也。

上半日嗽多者，属胃中有火。贝母、石膏能降胃火。

午后嗽多者，此属阴虚。必用四物汤加知母、黄柏，先降其火。

五更嗽多者，此胃中有食积，至此时候，流入肺金。知母、地骨皮降肺火。

火气浮于肺者，不宜用凉药，用五味、五倍敛而降之。有痰因火逆上者，先治火，后治其痰也。

肺虚甚者用参膏，此好色肾虚有之。以生姜、陈皮佐之。大概有痰者，可加痰药治之。治嗽多用粟壳，不必疑，但要先去病根，此乃收后之药也。

师云：阴分嗽者，多属阴虚治之。

有嗽而肺胀壅遏不得眠者，难治。

治嗽烟筒　佛耳草④　款冬花　鹅管石⑤

上为末，用纸卷烧其烟熏之；或白汤调亦可。

治嗽有痰，天突、肺腧二穴灸。治嗽泄火热，大泻肺气，三椎骨下横过各一寸半是穴。

嗽：春是春升之气，用清药，二陈加薄、荆之类；夏是火炎上，最重芩、连；秋是湿热伤肺；冬是风寒外来，用药发散之后，以半夏必逐去痰，庶不再来。

又方：治嗽劫药　五味子半两　五倍子一钱　甘草二钱半　风化硝⑥一钱

为末以蜜为丸，噙化之。

『注释』

①萝卜：亦名莱菔。
②石碱：为从蒿、蓼等草灰中提取之碱汁，和以面粉加工而成。味咸、苦，性温，软坚消积，化痰祛翳，治噎膈、目翳、疣赘、牙疼，入丸散或外用。
③苦梗：即苦桔梗。桔梗根之苦者，开肺最佳。《本草纲目》载：桔梗、荠苨乃一类，有甜、苦二种，故《神农本草经》所载桔梗一名荠苨，而今俗呼荠苨为甜桔梗也。
④佛耳草：亦名鼠曲草，味甘、微酸，性平，归肺经，化痰止咳，祛风除湿，解毒。
⑤鹅管石：石钟乳的别名，味甘、咸，性温，归肺、肾经，温肺肾，壮阳，通乳。
⑥风化硝：即玄明粉。

『按语』

《素问·咳论》载："皮毛先受邪气，邪气以从其合也""五脏六腑皆令人咳，非独肺也"。咳嗽之候极繁，《素问·咳论》犹未能尽也。丹溪论咳嗽，有风寒、痰饮、火郁、劳嗽、肺胀五种，又注意四时季节和一日之中的咳嗽时间。特别注意火热邪气，上犯肺胃，郁滞上逆，或夹痰饮，或兼气血不足则酿不同证候。咳嗽之甚，必兼哮喘，即从哮喘证治之。

痰

脉浮当吐。
凡治痰，用利药过多，致脾气下虚，则痰反易生多也。
湿痰：苍术。
老痰：海石、半夏、栝蒌、香附、五倍子。
热痰：青黛、黄连。
食积痰：神曲、麦蘖、山楂子。
痰在肠胃间者，可下而愈。痰在经络中者，非吐不可出。吐法中就有发散之义也。
膈上之痰，必用吐之，泻亦不能去也。

气实痰热结在上者，则吐。吐难得出，或成块，或吐咯不出，气滞兼郁者，此则难治矣。胶固者，必用吐之。

吐法　兼用牙茶、齑水①、姜汁、醋少许，栝蒌散少许，加防风、桔梗，皆升动其气，便吐也。

吐法　用附子尖　桔梗芦　人参芦　瓜蒂　砒（不甚用）　藜芦　艾叶　末茶

上药，此皆自吐，不用手探。但药但汤，皆可吐。

吐法　先以布搭脖勒腰，于不通风处行此法。萝卜子半升擂和，以浆水一碗，滤去相②，入少油与蜜，旋至半温。服后，以鹅翎探吐。凡用鹅翎，须以桐油浸，却以皂角水洗去肥，晒干用之。

又法　用虾带壳半斤，入酱、葱、姜等料物煮汁。先吃虾，后饮汁，以翎勾引吐，必须紧勒肚腹。

二陈汤一身之痰都能管。如在下，加下引药；如在上，加上引药。

凡人身上中下有块者，多是痰也。问其平日好食何物，吐下后用药。

许学士用苍术治痰饮成窠囊一边，行极效。痰挟瘀血，遂成窠囊。

痰之清者属寒，用二陈汤之类。内伤挟痰，必用人参、黄芪、白术之属，多用姜汁传送。或用半夏之属。虚甚者，宜加竹沥。痰热者多挟风，外证为多。湿者多软，如身倦而重之类。热者清之；食积者必用攻之；兼气虚者，用补气药补之。因火盛逆上者，治火为先。白术、黄芩、石膏之类。中气不足，则加人参、白术。痰之为物，随气升降，无处不到。

脾虚者，清中气。二陈加白术之类，兼用提药。中焦有痰与食积，胃气赖其所养，卒不便虚。若攻之尽，则虚矣。

眩晕嘈杂，乃火动其痰。用二陈汤加栀子芩连类。

噫气吞酸，此系食郁有热，火气上动。以黄芩为君，南星、半夏为臣，橘红佐之。热多者，加青黛。

痰在胁下，非白芥子不能达。痰在皮里膜外者，非姜汁、竹沥不可达。痰在膈间，使人颠狂健忘，宜用竹沥。风痰亦服竹沥，又能养血。痰在四肢，非竹沥不开。痰结核在咽喉，燥不能出，入化痰药加软坚咸药。杏仁、海石、桔梗、连翘、栝蒌仁，少佐朴硝，以姜汁、蜜、调丸。噙化之。海粉即海石③。热痰能降，湿痰能燥，结痰能软，顽痰能消。可入丸子、末子，不可入煎药。

黄芩治热痰，假以降其热也。竹沥可滑痰，非姜汁不能行经络也。枳实泻痰，能冲墙壁。五倍子能治老痰。

小胃丹④治膈上痰热、风痰、湿痰，肩膊诸痛，然能损胃气。食积痰实者，用之不宜多。

青礞石丸⑤去湿痰，重在风化硝。

润下丸 降痰最妙。

陈皮半斤，去白，以水化盐半两，拌陈皮，令得所煮，候干，炒燥。一方，不去白　甘草一两，炙

上为末，蒸饼丸，绿豆大。每服三十五丸，温水送下。

油炒半夏⑥，大治湿痰，又治喘，止心痛。粥丸。姜汤下三十丸。

痰方 黄芩空心者　香附　半夏姜制　贝母

以上治湿痰。加栝蒌仁、青黛作丸子，治热痰。

中和丸 治湿痰气热。

苍术　黄芩　香附　半夏各等分

为末，粥丸。

燥湿痰方 亦治白浊因痰者。

南星一两　半夏一两　蛤粉二两　青黛为衣

上为末，神曲糊丸。

痰嗽方 黄芩一两半，酒浸洗　滑石半两　贝母一两　南星一两　风化硝二钱半　白芥子半两，去壳

上为末，汤浸，蒸饼为丸。

导痰汤 半夏四两　南星　橘皮　枳壳　赤茯苓一两　甘草半两

用生姜煎服。

千缗⑦汤 半夏七枚，泡制，四片破之　皂角去皮，炙，一寸二分　甘草炙，一寸　生姜如指大

煎服，治喘。

治痰方 南星　半夏　滑石　轻粉各三钱　巴豆三十粒

上用皂角仁浸浓汁，丸如梧桐子大。每服五十丸。

黄连化痰丸 黄连一两　陈皮五钱　吴茱萸酒浸，一钱　半夏一两五钱

上为末，入桃仁二十四个，研如泥，和匀，神曲糊丸，如绿豆大。每服百丸，姜汤送下。

消痰方 益元散七钱　吴茱萸三钱

治郁痰方 白僵蚕　杏仁　栝蒌　诃子　贝母

『**注释**』

①齑（jī击）水：多种药物均可制成齑水，具体所指不详。齑，捣碎的菜、药。

②柤（zhā 渣）：渣滓。

③海石：即海浮石。

④小胃丹：方出《三因极一病证方论》。方用芫花、甘遂、大戟、大黄、黄柏。治膈上痰热，风痰，湿痰，肩膊诸痛，食积痰实者。

⑤青礞石丸：方用南星、半夏、黄芩、茯苓、枳实、法制硝、礞石，看病冷热虚实，作汤使。其中礞石味甘、咸，性平，归肺、心、肝、胃经，坠气下痰，平肝定惊，消食攻积。

⑥油炒半夏：中药材经用高热的油处理后，即能增强其温热性。

⑦缗（mín 民）：量词，古代通常以一千文为一缗。

『按语』

痰与饮不同，前人已有分辨，但治法仍是笼统。以利水药治痰，则误；以泄肺破气药治痰饮则更误。丹溪云："二陈汤一身之痰都能管。如在下，加下引药；如在上，加上引药。"此言丹溪治痰之主方乃二陈汤。痰在肠间用下法，在经络间及膈上用吐法。凡痰之为患，为喘为咳，为呕为利，为眩为晕，心嘈杂，怔忡惊悸，为寒热痛肿，为痞隔，为壅塞，或胸胁间辘辘有声，或背心一片常为冰冷，或四肢麻痹不仁，皆痰饮所致。善治痰者，不治痰而治气，气顺则一身之津液便随气而顺矣。治痰法：实脾土，燥脾湿，是治其本也。

喘

戴云：有痰喘，有气急喘，有胃虚喘，有火炎上喘。痰喘者，凡喘便有痰声。气急喘者，呼吸急促而无痰声。有胃虚喘者，抬肩、撷肚、喘而不休。火炎上喘者，乍进乍退，得食则减，食已则喘。大概胃中有实火，膈上有稠痰，得食咽坠下稠痰，喘即止。稍久，食已入胃，反助其火，痰再升上，喘反大作。俗不知此，作胃虚，治以燥热之药者，以火济火也。昔叶都督患此，诸医作胃虚治之，不愈。后以导水丸①利五六次而安矣。

凡久喘，未发以扶正气为要，已发以攻邪为主。

有气虚短气而喘，有痰亦短气而喘。有阴虚，自小腹下火起而上者。

喘急有风痰者，《妇人大全良方》千缗汤。阴虚有痰喘急者，补阴降火，四物汤加枳壳、半夏。气虚者，人参、蜜炙黄柏、麦门冬、地骨皮之类。

大概喘急之病，甚不可用苦药凉药，火气盛故也。可用导痰汤加千缗汤治之。

诸喘不止者，用劫药一二贴则止之。劫药之后，因痰治痰，因火治火。椒目碾极细末，用一二钱以生姜汤调下，止之。

又法　用萝卜子蒸熟为君，皂角烧灰，等分为末，以生姜汁炼蜜为丸，小桐子大。每服五七十丸，噙化之。

『注释』

①导水丸：方出《丹溪心法·卷二·痢》，又名神芎导水丸。方用大黄、黄芩、丑末、滑石。

『按语』

丹溪有言，肺以清阳上升之气，居五脏之上，通荣卫合阴阳，升降往来，无过不及，六淫七情之所感伤，饱食动作，脏气不和，呼吸之息不得宣畅，而为喘急。亦有脾肾俱虚，体弱之人，皆能发喘。又或调摄失宜，为风寒暑热邪气相干，则肺气胀满，发而为喘；又因痰气，皆能令人发喘。治疗之法，当究其源，如感邪气则驱散之，气郁即调顺之，脾肾虚者当用温法调理之，又当于各类之中而求之。

哮

专主于痰，宜吐法。

治哮必用薄滋味，不可纯用凉药，必带表散。

治哮方　用鸡子略敲，壳损膜不损，浸于尿缸内，三四日，夜取出。煮熟食之，效。盖鸡子能去风痰。

『按语』

朱丹溪首创"哮喘"，前人有"喘鸣"、"鼽齁"（《内经》），"上气"、"呷嗽"（《金匮要略》）之称。

哮、喘二证不同，其病机是一开一合。喘者，气升而不得降；哮者，气闭而不得出。须求其本而治之。气不得出者，寒闭于上，此常见也；气不得降者，寒不在下而在表，气之出入不利，遂逼迫而直升也。亦有湿热从下而上冲者。若寒从下犯，真气上越，其证情危急，此必别有兼证也。

痢

身热、后重、腹痛、下血。

戴云：痢虽有赤白二色，终无寒热之分，通作湿热治。但分新旧，更量元气。用药与赤白带同。

身热挟外感：不恶寒，小柴胡汤去人参。恶寒发热为表证，宜微汗和解。苍术、川芎、陈皮、芍药、甘草、生姜，煎服。

后重，积与气郁坠下，兼升兼消。或气行血和积少，但虚坐努力，此为亡血。倍用归身尾，却以生芍药、生地黄、桃仁佐之，复以陈皮和之。或下痢而大孔痛者，此因热流于下也。用木香、槟榔、黄芩、黄连炒、干姜。或痢退减十之七八，积已尽，糟粕未实，当炒芍药、炒白术、炙甘草、陈皮、茯苓汤下固肠丸①三十粒。然固肠丸性燥，有去湿实肠之功，恐滞气未尽者，不可遽用此药，只宜单服此汤可也。或痢后糟粕未实，或食稍多，或饥甚方食，腹中作痛者，切勿惊恐。以白术、陈皮各半盏煎服。和之则安。或久痢后，体虚气弱，滑泄不止，又当以诃子、肉豆蔻、白矾、半夏之类择用以涩之。甚则加牡蛎，然须以陈皮为佐。若大涩，亦能作痛。又甚者，灸天枢、气海。

古方用厚朴为泻凝滞之气，然朴太温而散气，久服，大能虚人。滞气稍行，即去之。余滞未尽，以炒枳壳、陈皮。然枳壳亦能耗气，比之厚朴少缓，比陈皮亦重。滞退一半，当去之，只用陈皮以和诸药。陈皮去白，有补泻之兼才，若为参术佐，亦能补也。

凡痢疾腹痛，必以白芍药、甘草为君，当归、白术为佐。恶寒痛者加桂；恶热痛者加黄柏。达者更能参以岁气、时令用药，则万举万全，岂在乎执方哉。

诸不治证：下痢纯血者必死；下痢如尘腐色者死；下痢如屋漏者死；下痢如竹筒注者不可治；下痢如鱼脑者半生半死。

『注释』

①固肠丸：方出《丹溪心法·卷五·带下》。方用椿根白皮酒糊为丸，治湿气下利，大便血，白带。去脾胃陈积之痰，用此以燥其湿，亦不可单用，须看病作汤使。

『按语』

丹溪云：赤痢乃自小肠来，白痢乃自大肠来，皆湿热为本，赤白带浊同法。初得之时，元气未虚，必推荡之，此通因通用之法，稍久气虚则不可下。壮实初病宜下，虚弱衰老久病宜升之。先水泻后脓血，此脾传肾，贼邪难愈；先脓血后水泻，此肾传脾，微邪易愈。下痢如豆汁者，湿也。盖脾胃为水谷之海，无物不受，常兼四脏，故五色之相杂，当先通利，此迎而夺之之义。如虚者，亦宜审之。因热而作，不可用巴豆。如伤冷物者，或可用，宜谨慎。又有时疫作痢，一方一家之内，上下传染相似，却宜明逆气之胜复以治之。

噤口痢

胃口热甚故也。

黄连多加人参煮汤，终日呷之，如吐了再吃，开以降之。人不知此，多用温药甘味。此以火济火，以滞益滞，哀哉。

一方 脐中用田螺盦①之，以引下其热。

亦有误服热药涩药之毒犯胃者，当明审以祛其毒。

痢方，亦作丸。

大黄 黄连 黄芩 黄柏 枳壳 当归 白芍药 滑石 甘草 桃仁 白术各等分

上为末，神曲糊丸。

孙郎中因饮水过多，腹胀泻痢带白。

苍术、白术、厚朴、茯苓、滑石

上煎，下保和丸。

小儿八岁下痢纯血，以食积治。

苍术 白术 黄芩 白芍 滑石 茯苓 甘草 陈皮 炒曲

上煎，下保和丸。

又下痢法，热不止者属阴虚，用寒凉药兼升药热药。

『注释』

①盦（ān 安）：覆盖。

『按语』

噤口痢乃寒热相搏于胃口,治宜辛散清降并用。若甘润温补,则更增其壅滞,与膈证治法同义。

泄　泻

湿、气虚、火、痰、食积。

戴云:凡泻水腹不痛者,是湿也。饮食入胃不住,或完谷不化者,是气虚也。腹痛泻水,腹鸣,痛一阵泻一阵,是火也。或泻,时或不泻,或多或少,是痰也。腹痛甚而泻,泻后痛减者,是食积也。

湿,燥湿兼渗泄之。四苓散①加苍术、白术。甚者,二术炒。气虚,人参、白术、芍药炒、升麻。火,宜伐火,利小水。黄芩、木通入四苓散。痰积,宜豁之。海石、青黛、黄芩、神曲、蛤粉。或用吐法。食积,宜消导疏涤之。神曲、大黄。以上诸药皆作丸子服之。

凡泄泻水多者,仍用五苓散治之。

世俗类用涩药治痢与泻。若积久而虚者,或可行之;而初得之者,恐必变他疾,为祸不小矣。殊不知多因于湿,惟分利小水,最为上策。

止泻方　肉豆蔻五钱　滑石春冬一两二钱　半夏二两半,秋二两

又方,**姜曲丸**　陈曲六两,炒　陈麦亦可　茴香五钱　生姜一两

上炒白术、炒曲、炒芍药,或丸、或散、或汤,作丸妙。

『注释』

①四苓散:即五苓散去桂,方出《丹溪心法·卷二·泄泻》。

『按语』

朱丹溪认为泄泻发病与湿邪有着密切的关系,在治疗中灵活运用"利小便以实大便"的原则,"殊不知多因于湿,惟分利小水,最为上策",但有水泄之表现均可佐用淡渗利湿之品,如四苓散、五苓散及止泻方中滑石的运用。

脾 泄

治一老人，奉养太过，饮食伤脾，常常泄泻，亦是脾泄之疾。

白术二两，炒　白芍药一两，酒拌炒　神曲一两半，炒　山楂一两半，炒　半夏一两，洗　黄芩五钱，炒

上为末，荷叶包，饭煨为丸。

治一老人，年七十，面白，脉弦数，独胃脉沉滑。因饮白酒作痢，下血淡水脓后腹痛，小便不利，里急后重。参术为君，甘草、滑石、槟榔、木香、苍术，最少下保和丸二十五丸。第二日前证俱减，独小便不利，以益元散服之。

霍 乱

戴云：霍乱者，吐也，有声有物。凡有声无物而躁乱者，谓之干霍乱也。

转筋不住，男子以手挽其阴，女子以手牵其乳近两旁边，此乃《千金》妙法也。

内有所积，外有所感，阳不升，阴不降，乖隔而成矣。切勿以米汤，吃之立死。脉多伏，为绝。

见成吐泻还用吐，提其气起。

大法　生姜理中汤①最好。有可吐者，有可下者。吐用二陈汤加减亦可；或梓树木煎汤吐亦可。

『注释』

①生姜理中汤：理中汤加生姜。方出《保命歌括》卷十九，主治霍乱不渴者。理中汤，《丹溪心法·卷一·中寒》有载。

『按语』

文中述霍乱发病之时"切勿以米汤，吃之立死"，意为禁米、禁汤，即禁食、禁水。这是因为丹溪曰：霍乱多为"内有所积，外有所感，阳不升，阴不降，乖隔而成矣"。病时饮食会增加"内积"之状。

干 霍 乱

此病最难治,死在须臾,升降不通故也。

此系内有物所伤,外有邪气所遏。有用吐法者,则兼发散之义也。

吐提其气,极是良法。世多用盐汤。有用温药解散者,其法,解散不用凉药。

二陈汤加和解散,川芎、防风、苍术、白芷。

『按语』

霍乱乃暑天受湿而致的呕吐泻利。然干霍乱欲吐不吐,欲泻不泻,搅肠大痛,变在须臾。此因邪气极盛,气血壅滞,中焦脾土壅满,治宜宣散与攻下并施,当以芳香之品理气,不可用燥烈之品而伤阴。

呕 吐

凡有声有物谓之呕吐,有声无物谓之哕。

有痰膈中焦食不得下者,有气逆者,有寒气郁于胃口者,胃中有痰有热者,然胃中有火与痰而致呕吐者多矣。

朱奉议①以半夏、生姜、橘皮为主。孙真人误以哕为咳逆。刘河间谓呕者,火气炎上,此特一端耳。

胃中有热,膈上有痰,二陈汤加炒栀子、黄连、生姜。久病呕者,胃虚不纳谷也。生姜、人参、黄芪、白术、香附。

『注释』

①朱奉议:宋代伤寒学家朱肱。

『按语』

呕吐哕呃,多为寒气在上,制约热气,热气从下而上冲所致。"但视热之有根无根,以为吉凶耳。"

恶 心

有热、有痰、有虚。

戴云：恶心者，无声无物，但心中欲吐不吐，欲呕不呕。虽曰恶心，非心经之病，其病皆在胃口上。宜用生姜，盖能开胃豁痰也。皆用生姜，随证用药。

翻 胃

即膈噎。膈噎乃翻胃之渐。《发挥》备言[1]。

戴云：翻胃有四：血虚、气虚、有热、有痰。血虚者，脉必数而无力；气虚者，脉必缓而无力；气血俱虚者，则口中多出沫，但见沫大出者，必死；有热者，脉数而有力；有痰者，脉滑数；二者可治。血虚者，四物为主。气虚者，四君子为主。热以解毒为主。痰以二陈为主。

大约有四：血虚、气虚、有热、有痰兼病，必用童便、竹沥、姜汁、牛羊乳。

粪如羊屎者，断不可治，大肠无血故也。

痰用二陈汤为主。寸关脉沉，或伏而大。

有气滞结者，通气之药皆可用也。寸关脉沉而涩。

气虚，四君子汤为主。血虚，四物汤为主，左手脉无力。大不可用香燥之药，服之必死。宜薄滋味。

马剥儿[2]烧灰存性一钱重　好枣肉　平胃散二钱

温酒调服，食即可下。然后随病源调理，神效。

陈皮三斤三两　厚朴三斤二两　甘草三十两　苍术五斤

『注释』

[1]《发挥》备言：年高者不治。粪如羊屎者，断不可治，大肠无血故也。

[2]马剥儿：即王瓜，味苦，性寒，归心、肾、脾、胃经，清热解毒，散瘀止痛，利尿消肿，生津通乳。《医学入门》载，马剥儿，酸，治噎膈。

伤　食

戴云：恶食者，胸中有物。导痰补脾。

二陈汤加白术、山楂、川芎、苍术。

痞

食积兼湿。东垣有法有方。

又**痞满方**　吴茱萸三两　黄连八两

粥为丸。

软石膏①碾末，醋丸，如绿豆大，泻胃火、食积、痰。

『注释』

①软石膏：生石膏。

『按语』

仲景有云："脉浮而紧，而复下之，紧反入里，则作痞，按之自濡，但气痞耳。"丹溪言："痞者，与'否'同，不通'泰'也。由阴伏阳蓄，气与血不运而成。处心下，位中央，膜满痞塞者，皆土之病也，与胀满有轻重之分。痞则内觉痞闷，而外无胀急之形者，是痞也。"

痞由多种原因所致，有《伤寒论》所记之热痞、寒热错杂痞、痰气痞、水痞等及丹溪所言之食积兼湿之痞。

嗳　气

胃中有火、有痰。

南星、半夏、软石膏、莎草根①，或汤、或丸。

『注释』

①莎草根：香附。

吞 酸

戴云：湿热在胃口上，饮食入胃，被湿热郁遏，其食不得传化，故作酸也。如谷肉在器，湿热则易酸也。必用茱萸顺其性而折之，反佐：黄连。

『按语』

吞酸与吐酸不同。凡酸水由胃中上泛，若随即咽下者，称为吞酸；不咽下而吐出者，则称吐酸。朱丹溪认为，吐酸是吐酸水如醋，平时津液随之上升，气郁积而久，湿中生热，故从火化，遂作酸味；吞酸为湿热郁积于肝而出，伏于肺胃之间。

嘈 杂

只是痰因火动。
戴云：此即俗谓之心嘈也。
栀子姜炒，黄连不可无。栀子、黄芩为君。
南星　半夏　橘皮　热多加青黛。
肥人嘈杂，二陈汤加抚芎，用苍术、白术、炒栀子。

『按语』

丹溪认为，嘈杂是痰因火动，治疗以治痰为先，佐以清热。

五 疸

不用分五，同是湿热，如盦①曲相似。
戴云：五疸者，周身皮肤并眼如栀子水染。因食积黄者，量其虚实，下其食积。其余但利小便为先，小便利白，即黄自退。

轻者小温中丸[2]；重者大温中丸[3]。

热多者加黄连。湿多者茵陈五苓散加食积药。

『注释』

①盦（ān 安）：遮盖或封闭有机物，使变质发酵。

②小温中丸：苍术（炒）、神曲（炒）、针砂（醋煅）、半夏各二两，川芎、栀子各一两，香附四两。春加川芎，夏加苦参或黄连，冬加茱萸或干姜。上末，醋糊丸。方出《丹溪治法心要·卷三·疸》，治黄疸与食积。

又方：针砂（八两，醋炒）、香附、神曲（八两，炒）、白术（五两，炒）、半夏（五两，洗）、甘草（二两）、陈皮（五两，和白）、黄连（二两）、苦参（三两）。上为末，醋糊丸，每服五十丸，白术陈皮汤下。冬去黄连，加厚朴。

③大温中丸：陈皮、苍术（米泔浸，炒）、厚朴（姜制）、三棱（醋炒）、蓬术（醋炒）、青皮各五两，甘草二两，香附一斤（醋炒）、针砂十两（醋煅）。上为末，醋糊丸，空心姜汤下，午饭、晚饭前酒下。脾虚者以白术、人参、芍药、陈皮、甘草等药作汤使。忌大肉、果菜。方出《丹溪治法心要·卷三·疸》，又名暖中丸，治食积，黄疸，肿，又可借为制肝燥脾之用。

『按语』

五疸统指五种黄疸，《金匮要略·黄疸病脉证并治》谓黄疸、谷疸、酒疸、女劳疸、黑疸；《备急千金要方》谓黄疸、谷疸、酒疸、女劳疸、黄汗；《肘后备急方》谓黄疸、谷疸、女疸、酒疸、劳疸。丹溪将五疸的病因最终归结为湿热蕴蒸于内所致，治疗以"利小便"为主法。

消渴泄泻

先用白术、白芍药，炒为末。调服后，却服消渴药。

消渴，养肺、降火、生血为主。分上中下治。

黄连末　天花粉末　人乳　生藕汁　生地黄汁

上二物汁为膏，入上药搜和，佐以姜汁和蜜汤为膏，徐徐留于舌上，白汤少许送下。能食加软石膏[1]。

栝蒌根治消渴神药。

『注释』

①软石膏：生石膏。

『按语』

丹溪谓消渴分上、中、下三消。上消者，肺也，多饮水而少食，大小便如常；中消者，胃也，多饮水而小便赤黄；下消者，肾也，小便浊淋如膏之状，面黑而瘦。

水　肿

戴云：水肿者，通身皮肤光肿如泡者是也。以健脾、渗水、利小便、进饮食。元气实者可下。

此因脾虚不能制水，水渍妄行，当以参术补。脾气得实，则自能健运，自能升降，运动其枢机，则水自行，非五苓之行水也。宜补中、行湿、利小便，切不可下。

二陈汤加白术、人参为主，佐以苍术、炒栀子、黄芩、麦门冬，制肝木。若腹胀，少佐厚朴。气不运，加木香、木通。

气若陷下，升麻柴胡提之。随证加减，必须补中。产后必用大补气血为主，少佐以苍术、茯苓，使水自降。用大剂白术补脾。壅满用半夏、陈皮、香附监之。有热当清肺，麦门冬、黄芩之属。

一方：用山栀子去皮取仁炒，捣碎，米饮送下。若胃脘热，病在上者，带皮用。

『按语』

丹溪论治水肿，以脾为本。腰以下肿宜利小便，腰以上肿宜发汗，此仲景之要法也。

臌　胀

又名单鼓。其详在《格致》论中。

大补中气、行湿，此乃脾虚之甚。须必远音乐、断厚味。以大剂人参、白术，佐以陈皮、茯苓、苍术之类。有血虚,当以四物汤行血。

脉实兼人壮盛者,或可用攻药,便用收拾白术为主。厚朴治腹胀,因味辛,以散其气在中焦故也。

自 汗

属气虚、湿热、阳虚。

东垣有法有方,人参、黄芪少佐桂枝。阳虚,附子亦可用。

扑法 牡蛎、麸皮、藁本、糯米、防风、白芷、麻黄根

为末,周身扑之。

火气上蒸,胃中之湿,亦能作汗。凉膈散主之。

痰证亦有汗者。

『按语』

《丹溪心法·卷三·自汗》中载此篇附子之制法:"须小便煮",并述"自汗,大忌生姜,以其开腠理故也"。

盗 汗

血虚、阴虚。

戴云:盗汗者,睡则汗自出,觉则无矣。非若自汗而自出也。小儿不须治。

东垣有法有方,当归六黄汤。

盗汗方 白术四两,一两用黄芪同炒;一两用石斛同炒;一两用牡蛎末同炒;一两用麸皮同炒。各微黄色。余药不用,只用白术

上为细末。每服三钱,用粟米汤调下,尽四两效。

吃 逆

有痰、气虚、阴火。视其有余、不足治之。

戴云:吃逆者,因痰与热,胃火者极多。

不足者，人参、白术汤下大补丸。

有余并痰者，吐之。人参芦之属。

『按语』

《格致余论·呃逆论》谓：呃，病气逆也，气自脐下直冲，上出于口，而作声之名也。

头　风

有痰者多。

左属风。荆芥、薄荷；属血虚，川芎、当归、芍药。右属痰，苍术、半夏；属热，黄芩。搐药有用荜拨、猪胆。

『按语』

头风是头痛有定处而久不愈者。《素问》谓：头风者，本于风寒入于脑髓耶。发病多为外束风寒，内蕴湿热所致，亦有肝肾浊气上犯头目者。治疗以针灸为捷，用药不外辛温发散，内外并治乃效。

头　痛

多主于痰。

痛甚者火多。亦有可吐者、亦有可下者。

清空膏[①]治诸般头痛，除血虚头痛不治。血虚头痛，自鱼尾上攻头痛，必用川芎当归汤。

古方有追涎药，出东垣《试效》。

羌活　防风　黄连各炒一两　柴胡七钱　川芎二钱　甘草炙，一两半　黄芩三两，刮去黄色，锉（锉切，斩剁；用锉磋磨，磨擦）碎一半，酒炒一半

上为末；每服二钱匕。热盏内入茶少许，汤调如膏，抹在口内，少用汤送下，临卧服之。

『注释』

①清空膏：方出《丹溪心法·卷四·头痛》。方用川芎、柴胡、黄连、防风、羌活、炙甘草、细挺子黄芩，治偏正头痛，年深不愈者，又治风湿热头上壅及脑痛，除血虚头痛不治。

『按语』

丹溪云，头痛须用川芎，如不愈，各加引经药：太阳川芎，阳明白芷，少阳柴胡，太阴苍术，少阴细辛，厥阴吴茱萸。

头　眩

痰挟气、虚火，治痰为主。挟补气药，并降火药。
属痰，无痰则不能作眩。
属火，痰因火动。又有湿痰者、有火多者。左手脉数，热多。脉涩，有死血。右手脉实，痰积。脉大，必是久病。

眩　晕

火动其痰。
二陈汤加黄芩、苍术、羌活，散风行湿。或用防风行湿之剂可也。
昔有一老妇，患赤白带一年半，是头眩，坐立不久，睡之则安。专用治赤白带除之，其眩则自安矣。

『按语』

本论中朱丹溪所论之眩晕包括两类，一类为由"火"引痰上蒙清窍，其中所言之"火"并非单纯意义之火，而为具有火性之上炎特性之病因，如内生之实火、浮越之虚阳、血虚内燥之肝风、肝阳上亢之肝风等，这些病因皆可夹痰上犯，蒙闭清窍；另一类为久患疾病致使肝、脾、肾虚，清阳不升，无精上荣的"不荣则眩"。

眉 棱 痛

风热痰，作风痰治，类痛风。白术，酒黄芩末，茶调服。

又方　川乌头、草乌，二味为君，童便浸洗，炒，去毒，细辛、黄芩、羌活、甘草，佐之。

耳　聋

少阳厥阴热多，皆属于热，耳鸣者是。

戴云：亦有气闭者，盖亦是热。气闭者，耳不鸣也。

蓖麻子四十九粒　枣肉十个

上入人乳捣成膏子，石头上略晒干，便丸如桐子大，以绵裹塞于耳中。

又方　用鼠胆入耳中，尤好。仍开痰、散风热。

大病后，须用四物汤降火。有阴虚火动耳聋者，亦如上法。

『按语』

耳属足少阴之经，肾开窍于耳也。肾通于耳，主藏精，精气调和，肾气充足，则耳闻而聪，若劳伤气血，风邪袭虚，使精脱肾惫，则耳转而聋。气厥而聋者为厥聋；挟风而聋者为风聋；劳损而聋者为劳聋。亦有因虚而聋之虚聋，热气乘虚之脓耳、耵耳。风为之疏散，热为之清利，虚为之调养，邪气屏退，然后以通耳调气安肾之剂治之。

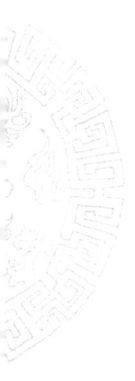

金匮钩玄卷二

心　痛

即胃脘痛。

心痛，虽日数多，不吃饮食，不死。若痛方止便吃还痛，必须三五服药后，方可吃物。

大凡心膈之痛，须分新久。若明知身受寒气，口食寒物而病，于初得之时，当以温散或温利之药。若曰病得之稍久，则成郁矣。郁则蒸热，热则久必生火，《原病式》中备言之矣。若欲行温散，宁无助火添病耶。由是古方中多以山栀为热药之向导，则邪伏而病易退，正易复而病易安。虽然，病安之后，若纵恣口味，不改前非，病复作时，必难治也。

山栀炒，去皮，每十五个浓煎汤一呷，入生姜汁令辣，再煎小沸服。或入芎一钱尤妙。山栀大者用七个或九个。大概胃口有热而作痛，非山栀子不可。佐以姜汁，或半夏、橘红各五，黄芩三，甘草一。

用二陈汤加苍、芎，倍加炒栀。痛甚者，加炒干姜从之反治之法。心痛轻者，散之，麻黄、桂枝。重者，加石碱、川芎、苍术、栀子必炒去皮用，作丸服。

凡治病必须先问平日起居如何。假如心痛有因平日喜食热物，以致血流于胃口作痛，用桃仁承气汤下之，切记！轻者用韭汁、桔梗，能开提气，血药中兼用之。

以物柱按痛则止者，挟虚也，以二陈汤加炒干姜和之。有虫痛者，面上白斑、唇红、能食，属虫。治苦楝根、锡灰①之类。脉坚实不大便者，下之。

痛甚者，脉必伏。多用温药，不用参朮，可用附子。

诸痛不可用补气药。

客寒犯胃，草豆蔻丸用之。热亦可用，止用一二服。

草豆蔻一钱四分，裹烧热去皮　吴茱萸汤泡，洗去梗焙②秤　益智仁　白僵蚕　橘皮　人参　黄芪各八分　生甘草　归身　炙甘草　桂皮各六分　曲末　姜黄各四分　桃仁七个，去皮　半夏洗，一钱　麦蘖③一钱半，炒黄　泽泻一钱，小便多减半用之　柴胡四分详膈下痛，多为用之。

上一十八味，除桃仁另研如泥外，余极细末，同桃仁研匀，用汤泡，蒸饼为丸，如桐子大。每服三十丸，食远，用热白汤送下。旋斟酌多少用之。

又方　用黄荆子炒焦为末，米饮调服。亦治白带。

又方　脾痛用海蛤粉，佐以香附末。用川芎、山栀、生姜煎辣汤，调服为佳。

又方　单用牡蛎粉，酒调下一二钱。气实不可用。

『注释』

①锡灰：铅灰（《本草图经》），治瘰疬。

②焙（bèi 贝）：微火烘烤。

③麦蘖：即麦芽。

『按语』

丹溪概括心痛有九种：一曰虫痛，二曰疰痛，三曰风痛，四曰悸痛，五曰食痛，六曰饮痛，七曰寒痛，八曰热痛，九曰来去痛。又言有真心痛者，痛甚手足寒过节，旦发夕死，夕发旦死，非药物所能疗。

腰　　痛

湿热、肾虚、瘀血。

湿热腰疼者，遇天阴或坐久而发者是。肾虚者，疼之不已者是也。瘀血者，日轻夜重者是也。

脉大者肾虚，用杜仲、龟板、黄柏、知母、枸杞、五味之类，用猪脊髓丸。脉涩者瘀血，用补阴丸①中加桃仁、红花。湿热者，用苍术、杜仲、黄柏、川芎。痰者，用南星。

凡诸痛皆属火，寒凉药不可峻用，必用温散之药。

诸痛不可用人参。盖人参补气，气旺不通，而痛愈甚矣。

脐下忽大痛者，人中如黑色者，多死，难治也。人面上忽有红点者，多死。

『注释』

①补阴丸：方出《丹溪心法·卷三·补损》。方用侧柏、黄柏、乌药叶、龟板、

苦参、黄连，冬加干姜，夏加缩砂（即砂仁）。

『按语』

本篇提及腰痛的病因为湿热、肾虚、瘀血，在《丹溪心法·卷四·腰痛》中还有挫闪、痰积二般病因。腰者，肾之外候，一身所恃，以转移阖辟者也。盖诸经皆贯于肾，而络于腰脊。肾气一虚，凡冲寒受湿、伤冷蓄热、血涩气滞、水积堕伤、失志作劳，种种腰痛叠见而层出矣。脉若弦而沉者为虚，沉者为滞，涩者为瘀血，缓者为湿，滑与伏者是痰。

胁　　痛

肝火盛、木气实、有死血、肝急、有痰流注。
木气实：川芎、苍术、青皮、当归。
龙荟丸①，泻火要药。
死血：桃仁、红花、川芎。
痰流注：二陈汤加南星、苍术、川芎。
肝苦急：急食辛以散之，用抚芎、苍术。血病入血药中行血。胁痛甚者，用姜汁下龙荟丸，肝火盛故也。
咳嗽胁痛，二陈汤加南星，多香附、青黛、青皮、姜汁。

『注释』

①龙荟丸：方出《丹溪心法·卷四·胁痛》。方通当归、草龙胆、山栀（炒）、黄连（炒）、川芎、大黄、芦荟、木香、麝香，姜汤下，以琥珀膏贴痛处。

腹　　痛

有寒、积热、死血、食积、湿痰。
戴云：寒痛者，绵绵痛而无增减者是。时痛时止者，是热也。死血痛者，每痛有处不行移者是也。食积者，甚欲大便，利后痛减者是。湿痰者，凡痛必小便不利。

脉弦强者食。脉滑者痰。

湿痰多作腹痛，用苔芎、苍术、香附、白芷、生姜汁，入汤服。腹中水鸣，乃火击动其水也。二陈汤加黄芩、黄连、栀子。

凡心腹痛，必用温散。此是郁结不散，阻气不运，故病在下者多属食，宜温散之。

一老人腹痛，年高不荣下者，用川芎、苍术、香附、白芷、干姜、茯苓、滑石。

『按语』

腹痛在脐下者，为燥屎结于大肠。凡春末秋初，天气燥热日久，每多病此，与食积治法不同。宜党参、沙参、蒌根、白芍补肺凉肝，生津润肠。此虽暂痛，而情甚急。

痛　　风

四肢百节走痛：风热，风湿，血虚，有痰。

大法主方　苍术　南星　川芎　白芷　当归　酒黄芩

在上者加羌活、桂枝、桔梗、威灵仙。在下者加牛膝、防己、木通、黄柏。血虚者，多用川芎、当归，佐以桃仁、红花。

薄桂治痛风。无味而薄者，独此能横行手臂。领南星、苍术等治之。

上中下痛风方　威灵仙三钱　南星二两　苔芎二两　桃仁五钱　白芷五钱　桂枝三钱　防己半钱　苍术二两　黄柏二两，酒浸炒　红花一钱半　羌活三钱　神曲一两，炒　草龙胆五分

张子元气血虚，有痰浊阴火痛风。

人参一两　白术二两　黄柏二两，炒黑色　山药一两　海石一两　锁阳五钱　干姜五钱，烧灰　南星一两　败龟板二两，酒炙　熟地黄二两

粥为丸。

治臂痛，半夏一钱　陈皮五分　茯苓五分　苍术一钱半　酒芩一钱　威灵仙三分　白术一钱　甘草少许，炒　南星一钱　香附一钱

劳瘵

其主在乎阴虚，痰与血病。

青蒿一斗五升　童便三斗

文武火熬，约童便减二斗，去蒿，熬至一斗，入猪胆汁七个，再熬数沸，甘草末收之。虚劳身瘦属火。因火烧烁。

劳病，四物汤加人尿、姜汁。

『按语』

丹溪论此证，从阴虚有火的角度认识劳瘵的病机特点。然在《丹溪心法》中则归纳为"劳瘵之证，非止一端。其始也，未有不因气体虚弱，劳伤心肾而得之，以心主血，肾主精，精竭血燥，则劳生焉。故传变不同，骨蒸殗殜，复连尸疰。夫疰者，注也，自上至下，相传骨肉，乃至灭门者有之。其证脏中有虫，啮心肺间，名曰瘵疾，难以医治。传尸劳瘵，寒热交攻，久嗽咯血，日见羸瘦，先以三拗汤与莲心散煎，万不一失"。在此，丹溪特别强调应注重心肾精血虚衰致病。

咳血

痰盛、身热、多是血虚。

戴云：咳血者，嗽出痰内有血者是。呕血者，呕全血者是。咯血者，每咯出血，皆是血疙瘩。衄血者，鼻中出血也。溺血，小便出血也。下血者，大便出血也。虽有名色分六，俱是热证，但有虚、实、新、旧之不同。或妄言为寒者，误也。

青黛　诃子　山栀　海石　栝蒌仁

上为末，姜汁蜜调，噙化。嗽甚者，加杏仁。后以八物汤①加减调理。

身热多是血虚。四物汤加减。

『注释』

①八物汤：方出《保命集》卷下。方用白术、人参、黄芪、茯苓、川芎、熟地黄、当归、芍药，主治心肺虚损，皮聚而毛落；血脉虚损，妇人月水愆期。

『按语』

痨瘵咳血,多为寒湿深入,血脉瘀痹所致。此病先天不足与后天机体受损者,并不常见。《张氏医通·虚损门》议论此病,尤其值得后世细心体会其旨。

呕　　血

火载血上,错经妄行。

脉大、发热、喉中痛者,是气虚。用人参、黄芪、蜜炙黄柏、荆芥,并当归、生地黄用之。

呕血,用韭汁、童便、姜汁、磨郁金同饮之,其血自清。

火载血上,错经妄行,四物汤加炒栀子、童便、姜汁。山茶花、童便、姜汁,酒调。

郁金末治吐血。入姜汁、童便。

痰带血丝出者,童便、姜汁、竹沥。

又方　用韭汁、童便二物相合,用郁金细研入在二物之内,同饮。其血自消。

又方　治衄血上行以郁金。如无郁金,以茶、姜汁、童便和好酒调服,即止之。

『按语』

呕血量多而急,此多为火热邪盛,迫血妄行所致。急则以寒凉药泄其热,若因寒凉之品而成瘀后再化瘀。

咯　　血

姜汁、童便、青黛入血药中用之,加四物汤、地黄膏[①]、牛膝膏[②]之类。

『注释』

①地黄膏:方出《医统正脉》。方用鲜地黄、当归身、芍药、甘杞子、天门冬、

川芎、麦门冬、莲肉、丹皮、知母、地骨皮、人参、甘草,滋阴降火,养血清肝。主治痨瘵。

②牛膝膏:《丹溪手镜·卷中·小便淋闭》载牛膝膏治死血作淋。

衄　血

凉血行血为主。犀角地黄汤入郁金同用。

经血逆行,或血腥,或唾血吐血,用韭叶汁立效。

溺　血

属热。

山栀子炒,水煎服;或用小蓟、琥珀。

有血虚者,四物汤加牛膝膏。

『按语』

溺血痛者为淋,不痛者为溺血。溺血如小便,则热在胞中;溺血成块成颗却又非血淋,是远血也,出于小肠。审查色脉,辨其部位而治之,不可只清利膀胱湿热。

下　血

不可纯用寒凉药,必于寒凉药中用辛味并温,如酒浸炒凉药、酒煮黄连之类。有热,四物汤加炒栀子、升麻、秦艽、阿胶珠。下血属虚,当归散、四物汤加炮干姜、升麻。又方:用白芷五倍子丸[①]。

凡用血药,不可单行单止。

有风邪下陷,宜升提之。盖风伤肝、肝生血故也。有湿伤血,宜行湿消热可也。《内经》谓身热即死,寒则生。此亦是大概言之,必兼证详之则可。今岂无身热生寒而死者?

脉沉小流连或微者，易治。脉浮大洪数者，难愈。宜滑不宜弦。

仲景治痢，可温者五法，可清者十法。或解表，或利小便，或待其自已，区分易治难易极密。但与泻同，立法不分。学者当辨之。

大孔痛，一曰温之，一曰清之。久病、身冷、自汗、脉沉小者，宜温。暴病、身热、脉浮洪者，宜清。

有可吐者、有可下者、有可汗者。

初得时，元气未虚，必推荡之，此通用之法。稍久气虚，则不可。

先水泄，后脓血，此脾传肾，贼邪难愈。先脓血，后水泄，此肾传脾，微邪易愈。

如豆汁者，湿也。盖脾胃为水谷之海，无物不受，常兼四脏。故如五色之相杂，当先通利，此迎而夺之之义。如虚者，亦宜审之。

因热而作，不可用巴豆等药。如伤冷物者，或可用，亦宜谨之。

又有时疫作痢，一方一家之内，上下传染相似，却宜明运气之胜，复以治之。

『注释』

①白芷五倍子丸：《丹溪心法·卷二·下血》载，白芷、五倍子，粥丸梧子大，服五十丸，米汤下。

『按语』

下血与血痢不同，篇中未免笼统，读者需详辨之。

肠　风

独在胃与大肠出。黄芩　秦艽　槐角　升麻　青黛

『按语』

肠胃不虚，邪气无从而入。人惟坐卧风湿，醉饱房劳，生冷停寒，酒面积热，以致荣血失道，渗入大肠，此肠风藏毒之发病机理。

梦　遗

专主热，脱精。

戴云：因梦交而出精者谓之梦遗。不因梦而自泄精者，谓之精滑。皆相火所动，久则有虚而无寒者也。

带下与梦遗同法治。

青黛　海石　黄柏　即椿树根丸。

内伤气血，不能固守，当补以八物汤加减，吞椿树根丸。思想成病，其病在心，安神带补，热则流通。

知母　黄柏　蛤粉

『按语』

丹溪言，遗精得之有四：有用心过度，心不摄肾，以致失精者；有因思色欲不遂，精乃失位，输精而出者；有欲太过，滑泄不禁者；有年高气盛，久无色欲，精气满泄者。

精　滑

专主湿热。

戴云：滑者，小便精滑下也。俱是膀胱湿热，虽有赤白之异，终无寒热之别。河间云：天气热则水浑浊，寒则澄澈清冷，由此观之，浊之为病，湿热明矣。

黄柏　知母　牡蛎　蛤粉

又方　良姜三钱　芍药二钱　黄柏二钱，烧灰存性　樗树皮[①]白皮，一两半

上为末，糊为丸。每服三十丸。

『注释』

①樗树皮：樗白皮，味苦、涩，性寒，归大肠、胃、肝经，清热燥湿，涩肠止血止带杀虫。

『按语』

此处所论之证属湿热为患，多有患病数年而不愈者。若真精下脱所致，则难有迁延日久者。本病临证有寒湿与湿热之分，须详辨治之。

浊

湿热、有痰、有虚，赤浊属血、白浊属虚，寒则坚凝、热则流通。

大率皆是湿热流注，宜燥中宫之湿。用二陈汤加苍术、白术，燥去湿。赤者乃是湿伤血，加白芍药。仍用珍珠粉丸①加椿树根皮、滑石、青黛等作丸。

虚劳者，用补阴药，大概不利热药。

肥白人必多痰，以二陈汤去其热。胃弱者兼用人参，以柴胡、升麻升胃中之气。丸药用：青黛、黄柏炒褐色、干姜炒微黑色、海石、蛤粉。

胃中浊气下流为赤白浊者，用柴胡、升麻、苍术、白术、二陈汤。丸药用樗末、蛤粉、炒姜、炒黄柏。

专主胃中之浊气下流，渗入膀胱，用青黛、蛤粉。肝脉弦者，用青黛以泻肝。

又方　黄柏一两，炒黑　生柏二钱半；一作三两　海石二两　神曲五钱

为末，水丸。

有热者，黄柏、滑石、青黛之类。

燥湿痰，南星、半夏、蛤粉。

上神曲为丸，青黛为衣。或用海石代曲。

张子元气血两虚，有痰，痛风时作，阴火间起，小便白浊，或带下赤白，方在前痛风中。

一人便浊，常有半年，或时梦遗，形瘦，作心虚主治：珍珠粉丸和匀定志丸服。

一妇人年近六十，形肥，奉养膏粱，饮食肥美，中焦不清，浊气流入膀胱，下注白浊，白浊即是湿痰也。

戴云：断用二陈汤去痰；加升麻、柴胡升胃中之清气；加苍术去湿；白术补胃；全在活法。服四贴后，浊减大半。觉胸满，因柴胡、升麻升动其气。痰阻满闭，用二陈汤加炒曲、白术。素无痰者，升动胃气不满。

丸药方　青黛　椿皮　蛤粉　滑石　干姜炒　黄柏炒

上为末，炒神曲糊丸。仍用前燥湿痰丸，亦能治带。

又方　滑石利窍，黄柏治湿热，青黛解郁结，蛤粉咸寒入肾，炒干姜味苦，

敛肺气下降，使阴血生。干姜盐制之。

『注释』

①珍珠粉丸：方出《丹溪治法心要·卷五·浊》。方用珍珠、真蛤粉、黄粉。

『按语』

本篇所论之浊是指尿浊。《丹溪心法·卷三·赤白浊》载：人之五脏六腑，俱各有精，然肾为藏精之府，而听命于心，贵乎水火升降，精气内持，若调摄失宜，思虑不节，嗜欲过度，水火不交，精元失守，由是而为赤白浊之患。赤浊是心虚有热，因思虑得之；白浊是肾虚有寒，过于淫欲而得之，其状漩白如油，光彩不定，漩脚澄下，凝如膏糊。治法：赤者当清心调气，白者温补下元，又须清上使水火既济，阴阳协和，精气自固矣。

淋

皆属于痰热。

淋者，小便淋漓，欲去不去，不去又来，皆属于热也。解热利小便，山栀子之类，用苦甘草①煎服。诸药中皆加牛膝。

老人亦有气虚者，人参、白术中带木通、山栀。

亦有死血作淋者，以牛膝作膏。此证亦能损胃不食。

『注释』

①苦甘草：苦豆根，味苦，性寒，清热解毒，治痢疾，湿疹，牙痛，咳嗽。

小便不通

气虚、血虚、痰、风闭、实热。

吐之以提其气，气升则水自下，盖气承载其水也。

气虚，用人参、黄芪、升麻等，先服后吐。或参芪药中探吐。

血虚，四物汤先服后吐，芎归汤①吐亦可。

痰多，二陈汤先服后吐。皆用探吐。

痰气闭塞，二陈汤加木香、香附探吐，实热利之。

一妇人脾疼，后患大小便不通；此是痰隔中焦，气滞于下焦。二陈汤加木通，初吃后，相再煎服吐之。

『注释』

①芎归汤：方出《丹溪心法·卷二·肠风脏毒》。方用川芎、当归，水煎。

『按语』

小便不通，有发散而愈者，是肺气闭结也。伤暑者多有此证。

关　格

戴云：关格者，谓膈中觉有所碍，欲升不升，欲降不降，欲食不食，此为气之横格①也。

必用吐，提其气之横格，不必在出痰也。

有痰，以二陈汤吐之，吐中便有降。有中气虚不运者，补气药中升降。

『注释』

①横格：脉状之不得上下者，如有横木之格拒也。《素问·大奇论》载：脉至如横格，是胆气予不足也，禾熟而死。

小 便 不 禁

属热、属虚。

戴云：小便不禁，出而不觉，赤者有热，白者为气虚也。

热者，五苓散加解毒散①。

虚者，五苓散加四物汤。

『注释』

①解毒散：方出《普济方》。用百药煎、黄连、滑石、木香、车前子，主治血淋。

『按语』

小便不禁，有虚热、虚寒之分；有心气下陷者，有肝气妄行者，宜审兼证而治之。

痫

惊、痰、宜吐。

戴云：痫者，俗曰猪癫风者是也。

大率行痰为主，黄连、南星、栝蒌、半夏。

寻痰寻火分多少，治无不愈。分痰分热：有热者，以凉药清其心；有痰者，必用吐药，吐后用东垣安神丸①。

此证必用吐，吐后用平肝之药，青黛、柴胡、川芎之类。

『注释』

①东垣安神丸：即朱砂安神丸。

『按语』

朱丹溪认为，痫症有五：马、牛、鸡、羊、猪。马痫，张口摇头，声如马鸣；牛痫，目正直视，腹胀；鸡痫，摇头反折，善惊；羊痫，喜扬眉吐舌；猪痫，喜吐沫。因其病状类似某种动物而命名，病机多为痰涎壅塞，迷闷孔窍。发则头旋颠倒，手足搐搦，口眼相引，胸背强直，叫吼吐沫，发病后约一顿饭的时限可自行苏醒，可用星香散加全蝎治疗。

健 忘

戴云：健忘者，为事有始无终，言谈不知首尾。此以为病之名，非比生成之愚顽，不知世事者。

精神短少者多，亦有痰者。

『按语』

朱丹溪认为，此证皆由忧思过度，损其心胞，以致神舍不清，遇事多忘，乃思虑过度，病在心脾。又云：思伤脾，亦令朝暮遗忘，治之以归脾汤，须兼理心脾，神宁意定，其证自除也。

怔忡

大故属血虚。
有虑便动，属虚。时作时止，痰因火动。
戴云：怔忡者，心中不安，惕惕然如人将捕者是也。
瘦人多是血少，肥人属痰，寻常者多是痰。
真觉心跳者，是血少。用四物安神之类。

惊悸

血虚，用朱砂安神丸。

『按语』

丹溪云：惊悸有时，怔忡无时。

痓

大率与痫病相似。
多是血虚有火兼痰，人参、竹沥之类。不用兼风药。

『按语』

朱丹溪认为，痉见于大病之后者难治，盖因气散津枯而筋急也。若暴见，多起于风湿。更有寒湿由涌泉上入督脉而然者，必重用羌、辛、藁本乃能达于病所。古方风痓曰痉也。《内经》云：诸痉项强，皆属于湿。是太阳伤湿也。又云：诸暴强直，皆属于风。是阳明内郁而阴行于外。又曰：阳痉曰刚，无汗；阴痉曰柔，有汗。亢则害，承乃制，故湿过极反兼风化制之，然兼化者虚象，实非风也。

血　块

一名积瘕。

块在中为痰饮，在右为食积，在左为血积。

气不能作块，成聚块乃有形之物，痰与食积、死血，此理晓然。醋煮海石、三棱、莪术、桃仁、红花、五灵脂、香附之类。

白术汤吞下瓦龙子[1]，能消血块，次消痰。

治块，当降火消食积。食积即痰也。

行死血块去，须大补。石碱一物，有痰积，有血块，可用。洗涤垢腻，又消食积。

『注释』

[1]瓦龙子：瓦楞子，味咸，性平，归肺、胃、肝经，制酸止痛，消痰化瘀，软坚散结。

吐　虫

以黑锡炒成灰，槟榔末、米饮，调下。

『按语』

若病后吐虫乃危候，治宜温中纳下。此法应用宜谨慎。

癥 瘕

戴云：积聚癥瘕：有积聚成块，不能移动者是癥。或有或无，或上或下，或左或右者是瘕。

用蜀葵根①煎汤，煎人参、白术、陈皮、青皮、甘草梢、牛膝成汤，入细研桃仁、玄明粉各少许，热饮。一服可见块下。

病重，补接之后，加减再行。

消块丸，即《千金》大硝石丸。只可磨块，不令人困，须量虚实而用，可也。

硝石六两　大黄八两　人参　甘草各三两

上为末，以三年苦酒三斗，置铜器中，以竹片作准，每入一升作一刻，挂器中熬。先纳大黄，不住手搅，使微沸，尽一刻，乃下余药。又尽一刻，微火熬，使可丸则取。丸如鸡子中黄大。每服一丸，米饮下。如不能大丸，则作小丸，如桐子大。每服三十丸。后下如鸡肝、如米泔赤黑等色。下后，忌风冷。淡软粥将理。

又三圣膏　未化石灰半斤，为末，瓦器中炒令淡红色，提出火外，候热少减，次下大黄末　大黄一两，为末，就炉炒，伺热减，入桂心末　桂心半两，为末，略炒，入米醋熬成膏药，厚摊，贴患处

贴积聚块。

大黄　朴硝各一两

上为末，用大蒜捣膏，和匀贴之。

痞块在皮里膜外，须用补气。香附开之，兼二陈汤加补气药。先须断厚味。

『注释』

①蜀葵根：味甘，性寒，无毒。清热凉血，利尿排脓。治淋病，白带，尿血，吐血，血崩，肠痈，疮肿。

『按语』

丹溪曰：五脏之积曰五积，六腑之积曰六聚。积有定形，聚无定处。凡木香、槟榔去气积，神曲、麦芽去酒积，䗪虫、水蛭去血积，礞石、巴豆去食积，牵牛、甘遂去水积，雄黄、腻粉去涎积，硇砂、水银去肉积，各从其类也。肝积曰肥气，肺积曰息贲，心积曰伏梁，脾积曰痞气，肾积曰奔豚。其如积聚之脉，实强者生，沉小者死。

茶癖

石膏　黄芩　升麻
上为末，砂糖水调服。

瘿气

先须断厚味。
海藻一两　黄药子二两
上为末，以少许置于掌中，时时舐之，津咽下。如消三分之二须止药后服。
食积一方，乃在妇人门食积条下。

疝

湿热痰积，流下作痛，大概因寒郁而作也；即是痰饮、食积、并死血。
戴云：疝本属厥阴肝之一经。余尝见俗说，小肠膀胱下部气者，皆妄言也。
子和云：疝本肝经，宜通勿塞。只此见治之法；专主肝经，与肾绝无干，不宜下。
癫[①]湿多，疝气，灸大敦穴。
食积与瘀血成痛者
栀子　桃仁　山楂　枳实　吴茱萸
上为末，生姜汁、顺流水作汤，调服。
按之不定，必用桂枝，属虚。
桂枝　山栀炒　乌头细切，炒
上为末，姜汁为丸。每服三十丸，劫痛。
治疝方　定痛速效。湿胜者加荔枝核炮。
枳壳十五个　山栀炒　糖毬[②]炒　茱萸炒
又方　**守效丸**。治癫要药，不疼者。
苍术　南星　白芷　山楂　川芎　半夏　枳实
为末，神曲作丸。

治阳明受湿热，传入大肠，恶寒发热，小腹连毛际，结核闷痛不可忍。

山栀炒　枳壳炒　桃仁炒　山楂等分

上研细砂钵内，入生姜汁，用水一盏煎令沸。热服之。

治诸疝发时，用海石、香附二味为末，以生姜汁汤调服。亦能治心痛。

治疝方　栀子　桃仁　橘核　茱萸　川乌

上碾煎服。劫药用乌头细切，炒栀子橘核散，单止痛。

『注释』

①癀（tuí颓）：阴部疾病，常指疝气病。

②毬（qiú球）：泛指球形物。

脚　气

苍术盐炒　白术　防己　槟榔　川芎　犀角　甘草　木通　黄连　生地黄酒炒　黄柏

有热加黄芩、黄连；有痰加竹沥、姜汁；大热及时令热加石膏；大便实加桃仁；小便涩加牛膝。

有食积流注。

苍术　黄柏　防己　南星　川芎　白芷　犀角　槟榔

血虚加牛膝、龟板。

如常肿者，专主乎湿热，朱先生有方。肥人加痰药。

戴云：有脚气冲心，宜四物汤加炒柏。再宜涌泉穴用附子津拌贴，以艾灸，泄引其热。

健步丸　归尾　芍药　陈皮　苍术各一两　生地黄一两半　大腹子三个　牛膝　茱萸各半两　黄芩半两　桂枝二钱

上为末，蒸饼为丸。每服百丸，白术、通草煎汤，食前下。

一妇人足肿，黄柏、苍术、南星、红花酒洗、草龙胆、川芎、牛膝酒洗、生地黄。

筋动于足大趾，动上来至大腿，近腰结，奉养厚，因风寒作。四物汤加酒芩、红花、苍术、南星。

筋转皆属于血热。四物汤加酒芩、红花。

大病虚脱，本是阴虚。用艾灸丹田者，所以补阳，阳生则阴生故也。不可用附子，可用参，多服。

『按语』

脚气有湿热、食积流注、风湿、寒湿所致者，临证当详辨之。

痿

断不可作风治而用风药。

湿热、痰、无血而虚、气弱、瘀血。

湿热，东垣健步方中，加燥湿降阴火药。芩柏苍术之类。

湿痰，二陈汤中加苍术、白术、黄芩、黄柏之类，入竹沥。

气虚，四君子汤加苍术、黄芩、黄柏之类。

血虚，四物汤中苍术、黄柏下补阴丸。

亦有食积妨碍不得降者。亦有死血者。

健步丸方　　羌活　柴胡　滑石　甘草炙　天花粉酒制，各半两　防己　防风　泽泻各三钱　肉桂半钱　川乌　苦参酒制各一钱

上为末，酒糊丸如桐子大。每服七十丸。煎愈风汤[1]，以空心服下之。

『注释』

[1] 愈风汤：方出《丹溪心法·卷一·中风》。方用羌活、甘草、防风、防己、黄芪、蔓荆子、川芎、独活、细辛、枳壳、麻黄、地骨皮、人参、知母、甘菊、薄荷、白芷、枸杞子、当归、杜仲、秦艽、柴胡、半夏、厚朴、前胡、熟地、白茯苓、黄芩、生地黄、苍术、石膏、芍药、桂。治中风。

发热

阴虚难治。

戴云：凡脉数而无力者，便是阴虚也。阴虚发热，用四物汤加黄柏。兼气虚，加参芪白术。盖四物汤加黄柏，是降火补阴之妙药。

又云：阴虚发热，用四物汤。甚者加龟板、炒黄柏。

吃酒人发热者难治。不饮酒之人若因酒而发热者，亦难治。

一男子年三十岁，因酒发热，用青黛、栝蒌仁、姜汁，每日以数匙入口中，三日而愈。

阳 虚 恶 寒

戴云：凡背恶寒甚者、脉浮大而无力者，是阳虚也。用人参、黄芪之类。甚者，加附子少许，以行参芪之气。

一女子恶寒，用苦参一钱、赤小豆一钱、为末，齑水吐。用川芎、苍术、南星、黄芩、酒曲丸。

手 心 热

栀子　香附　苍术　白芷　川芎　半夏生用

为末，曲糊丸。

『按语』

手心热，有心中之阴津，因烦劳而涸者；有胃津涸者；有胃结热痰者。上药乃去湿痰之品，恐未全面。试观人忧思郁结日久，饮食少进，则夜常不成寐者，手心多热，其治法可知矣。

手　麻

此是气虚也。

手　木

东垣云：麻木，气不行也，补肺中之气。是湿痰死血。十指麻是胃中有湿痰死血。

厥

因痰，用白术、竹沥。

厥者，手足冷也。热厥逆也，非寒证。因气虚血虚。

热，承气汤，外感，解散加姜汁，酒。

面寒面热

火起，寒郁热。面寒，退胃热。

喉痹

大概多是痰热也，只以桐油吐之。或用射干逆流水吐。

又方　用李实根皮一片嚼口内，更用李实根碾水敷项上，一遭立效。新采园中者。

缠喉风

戴云：属痰热。缠喉风者，谓其咽喉里外皆肿者是也。用桐油，以鹅翎探吐。

又法　用灯油脚探吐之。

又方　用远志去心，水调，敷项上，一遭立效。

咽喉生疮

多属虚。血热游行无制，客于咽喉。人参、蜜炙黄柏、荆芥。

虚：人参、竹沥、无实火。

热：黄连、荆芥、薄荷、硝石。

上为细末，用蜜姜汁调噙。

血虚，四物汤中加竹沥。

口　疮

服凉药不愈者，此中焦气不足，虚火泛上无制。用理中汤，甚者，加附子，或噙官桂亦可。

又方：用西瓜浆水，口痛甚者，以此徐徐饮之。冬月紫榴皮烧灰噙之。

酒皻鼻

血热入肺。

四物汤加陈皮、红花、酒炒黄芩，煎，入好酒数滴，就炒五灵脂末，服效。又用桐油入黄连，以天吊藤，烧油，热敷之。

肺痈

已破入风者不治。搜风汤吐之。（出《医垒元戎》）

收敛疮口，止有合欢树皮、白敛煎汤饮之。

肺痿

专主养肺、养血、养气、清金。

天疱疮

通圣散及蚯蚓泥略炒，蜜调敷之，妙。

从肚皮上起者，里热发外，还服通圣散可也。

漏疮

须先服补药以生气血,即参、芪、术、归、芎为主,大剂服之。外以附子末唾和作饼如钱厚,以艾炷灸之。漏大艾炷亦大,漏小艾炷亦小。但灸令微热,不可令痛,干则易之。干研为末,再和再灸,如困则止。来日如前法再灸,直至肉平为效。亦有用附片灸,仍前气血药作膏药贴之。

痔漏

用五倍子、朴硝、桑寄生、莲房煎汤,先熏后洗。肿者,用木鳖子五倍子研细末,调敷。

漏专以凉药为主。

痔漏方 人参 黄芪 当归 川芎 升麻 枳壳 条芩 槐角

肠痈

作湿热食积治,入风难治。

治漏外塞药:芦甘石小便煅,牡砺粉。

结核

或在颈、在项、在身、在臂;如肿毒者,多痰注作核不散。治耳后顶门各一块。

僵蚕炒 青黛 胆星 酒大黄

上为末,蜜丸,嚼化之。

颈颊下生痰核,二陈汤加炒大黄、连翘、桔梗、柴胡。

治臂核作痛,连翘、防风、川芎、酒芩、苍术、皂角刺。

治环跳穴痛,防生附骨痛方,以苍术佐黄柏之辛,行以青皮,冬月加桂枝,夏月加条子黄芩。体虚者加土牛膝,以生甘草为使,大料煎,入生姜汁带辣食前饮之。病甚者,加黄柏、桂枝。十数贴发不动,少加大黄一二贴,又不动者,恐痈将成矣；急撅地成坑，以火煅红，沃以小便，赤体坐其上，以被席围抱下体，伏热气熏蒸，腠理开、血气畅而愈。

『按语』

结核一证，前人论之颇不分晰。此篇亦似指瘰证如桃李核者。其实头颈项结核除瘰疬外，独有一种。初起如棋子，小儿多有之，稍长即自消。若不消而渐大如卵，即能令遍身津液枯燥，发热成劳而死。未见有破而流汁者，核中尽是白屑，众筋固结所成，亦名失荣，亦名梅气核。治法，以生山药日擦之。乡人有剜而取之者，有燔针刺之者，总非汤剂所能治，略借汤剂生津活血可耳。

脱　　肛

气热、气虚。

气虚补气，用人参、当归、黄芪、川芎、升麻。

血虚者，四物汤。

血热者凉血，四物汤加炒黄柏。

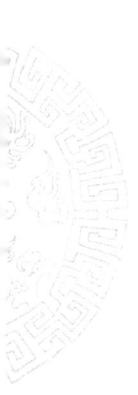

金匮钩玄卷三

妇 人 科

经水、经候、过期而作疼者，乃虚中有热，所以作疼。

经水不及期，血热也。四物汤加黄连。

经候将来而作疼者，血实也，桃仁、香附、黄连。

过期，乃血少也，川芎　当归　带人参白术与痰药。

过期，紫黑色有块，血热也，必作痛，四物汤加黄连、香附。

淡色过期者，乃痰多也，二陈汤加川芎、当归。

紫色成块者，乃是热也，四物汤加黄连之类。

痰多占住血海地位，因而下多者，目必渐昏。肥人如此。南星、苍术、香附、川芎，作丸服。

肥人不及日数而多者，痰多、血虚、有热。前方加黄连、白术。若血枯经闭者，四物汤加桃仁、红花。

躯肥脂满经闭者，导痰汤加芎连。不可服地黄，泥膈故也。如用，以生姜汁炒。

血 崩

崩之为病，乃血之大下，岂可为寒。但血去后，其人必虚，当大补气血。东垣有治法，但不言热。其主于寒，学者宜再思之。

急则治其标。白芷汤①调百草霜②。甚者，棕榈皮灰，后用四物汤加干姜调理。因劳者，用参芪带升补药。因寒者加干姜。因热者加黄芩、参、芪。

崩过多者，先服五灵脂末一服，当分寒热。五灵脂能行能止。妇人血崩用白芷、香附为丸。

白带用椒目末，又用白芷末。一方：用生狗头骨烧灰存性，或酒调服，或入药服之。又方：用五灵脂半生半熟为末，以酒调服。

气虚血虚者，皆于四物汤加人参、黄芪。漏下乃热而虚者，四物汤加黄连。

『注释』

①白芷汤：方出《丹溪心法·卷二·疟》。方用白芷、知母、石膏，又名白芷石膏三物汤。

②百草霜：为杂草经燃烧后附于灶突或烟囱内的烟灰。止血，消积，清热解毒。

带下赤白

赤属血、白属气，主治燥湿为先。

带、漏俱是胃中痰积流下，渗入膀胱。宜升。无人知此。肥人多是湿痰，海石、半夏、南星、苍术、川芎、椿皮、黄柏；瘦人带病少，如有带者，是热也，黄柏、滑石、川芎、椿皮、海石，其者，上必用吐，以提其气；下用二陈汤加苍术、白术，仍用丸子（一本作瓦龙子）。

又云：赤白带皆属于热，出于大肠小肠之分。

一方，黄荆子炒焦为末，米饮汤下，治白带；亦治心痛。

罗先生治法，或十枣汤，或神佑丸①，或玉烛散②，皆可用，不可峻攻，实者可用此法，虚则不宜。

血虚者，加减四物汤。气虚者，以参术陈皮间与之。湿甚者，用固肠丸。相火动者，于诸药中少加炒柏。滑者，加龙骨、赤石脂。滞者，加葵花。性燥者，加黄连。寒月少入姜附。临机应变，必须断厚味。

良姜　芍药　黄柏二钱，各烧灰　入椿树皮末一两半

上为末，粥为丸。每服三四十丸。

痰气带下者，苍术、香附、滑石、蛤粉、半夏、茯苓。

妇人上有头风鼻涕，下有白带，南星、苍术、黄柏炒焦、滑石、半夏、川芎、辛夷、牡蛎粉炒、茯苓。白带并痛风，半夏、茯苓、川芎、陈皮、甘草、苍术炒浸、南星、牛膝、黄柏酒浸，晒干炒。

『注释』

①神佑丸：《脉因证治·卷下·嗳气吞酸嘈杂》载，治留饮、悬饮脉弦；又治脉伏，其人欲自利难利，此为留饮欲去故也。《丹溪心法·卷五·带下》载神佑丸

即《丹溪心法·卷一·中湿》载三花神佑丸。

②玉烛散：方出《丹溪心法·卷五·带下》，又名戴人玉烛散。方用当归、芍药、川芎、熟地黄、芒硝、大黄、甘草，治经候不通，腹胀或痛。

子　嗣

肥盛妇人不能孕育者，以其身中脂膜闭塞子宫，而致经事不能行。可用导痰汤之类。瘦怯妇人不能孕育者，以子宫无血，精气不聚故也。可用四物汤，养血、养阴等药。

产前胎动

孕妇人因火动胎，逆上作喘者，急用条黄芩、香附之类。将条芩更于水中沉，取重者用之。

固胎方　地黄半钱　人参　白芍各一钱　白术一钱半　川芎　归身尾一钱半　陈皮一钱　　甘草二钱　糯米十四粒　黄连些少　黄柏些少　桑上羊儿藤七叶完者

上㕮咀煎汤服之。

血虚不安者用阿胶。痛者缩砂，行气故也。

一切病不可表。

『按语』

丹溪尝以黄芩、白术为安胎之圣药，此亦示人清热与补气两法之应用。凡胎动不安，或因寒湿、痰多、气滞，或因血热、筋缓、气陷，一宜温补，一宜清凉，总借气以提挈之。筋以兜裹之，益气强筋是为要法。

恶　阻

从痰治。

戴云：恶阻者，谓妇人有孕恶心，阻其饮食者是也。肥者有痰，瘦者有热，多用二陈汤。或白术为末，水丸。随所好，或汤或水下。

妇人怀妊爱物，乃一脏之虚。假如肝脏虚，其肝气止能生胎，无余物也。

血块、死血、食积、痰饮、成块在两胁，动作腹鸣、嘈杂、眩晕、身热、时作时止。

黄连一两，一半用茱萸炒，去茱萸；一半益智炒，去益智　山栀半两，炒　台芎半两　香附一两，用童便浸　萝卜子一两半炒　山楂一两　三棱　青皮　神曲各半两　莪术半两，用米醋炒　桃仁半两，留尖去皮　白芥子一两半，炒　瓦龙子消血块

为末，作丸服之。

妇人血块如盘，有孕难服峻削。

香附四两，醋煮　桃仁一两，去皮尖　海石二两，醋煮　白术一两

为末，神曲为丸。

『按语』

阻即孕之别名。《灵枢》之女子如阻；《脉经》之令人嗜甘，如阻妇状，皆此义也。恶如恶作剧之意，如日呕恶阻隔，不得为胎病之专矣。

妇人恶阻，丹溪多从"痰"治之，以二陈为主。丹溪主张火常有余，阴常不足，若怒气而激，肝气损伤又挟胎气故为恶阻。

束　胎

束胎丸，第八个月服之，黄芩酒炒夏用一两，秋用七钱半，冬用半两、茯苓七钱半、陈皮二两，忌火、白术二两　粥为丸。

束胎散即达生散　人参半钱　陈皮半钱　白术　白芍　归身尾各一钱　甘草二钱，炙　大腹皮三钱　紫苏半钱

或加枳壳、砂仁作一贴，入青葱五叶、黄杨木叶梢十个，煎。待八九个月，服十数贴，甚得力也。或夏加黄芩，冬不必加，春加川芎，或有别证，以意消息。

第九个月服之，黄芩一两，酒炒。宜热药，不宜凉药，怯弱人减半　白术一两　枳壳七钱半，炒　滑石七钱半，临月十日前小便多时，减此一味

上为末，粥为丸，如梧桐子大。每服三十丸，空心热汤下。不可多，恐损元气。

安胎

白术　黄芩　炒面　粥为丸。

黄芩安胎，乃上中二焦药，能降火下行。

缩砂安胎治痛，行气故也。益母草即茺蔚子，治产前产后诸病，能行血养血。

难产作膏：地黄膏、牛膝膏。

胎漏

气虚、血虚、血热。

戴云：胎漏者，谓妇人有胎，而血漏下也。

子肿

湿多。

戴云：子肿者，谓孕妇手足、或头面、通身浮肿者是也。用山栀炒一合，米饮汤吞下。《三因方》中有鲤鱼汤[①]。

『注释』

①鲤鱼汤：方出《丹溪心法·卷五·产前》。方用白术、茯苓、当归、芍药，治妊娠腹大，间有水气。

难产

难产之由，亦是八九个月内不谨者。

气血虚故，亦有气血凝滞不能转运者。

催 生 方

白芷灰　滑石　百草霜
上为末，芎归汤或姜汁调服之。
治胎衣不下《妇人大全方》别有治法。

产 后 血 晕

虚火载血，渐渐晕来。用鹿角烧灰，出火毒，研为极细末，以好酒调，灌下即醒。行血极快也。
又方：用韭叶细切，盛于有嘴瓶中，以热醋沃之，急封其口，以嘴塞产妇鼻中，可愈眩晕。

『按语』

仲景以郁冒、痉、便秘，为产后三大证。郁冒即血晕，痉即俗所谓产后惊风。丹溪曰：产后血晕者，皆由败血流入肝经，眼见黑花，头目旋晕，不能起坐，甚至昏闷不省人事，谓之血晕。凡血晕，皆血乘虚，逆上凑心，故昏迷不醒，气闭欲绝是也。

产 后 补 虚

人参　白术各二钱　黄芩　陈皮　川芎各半钱　归身尾半钱　甘草一钱，炙
有热加生姜三钱、茯苓一钱。
必用大补气血，虽有杂证，以末治之。当清热，补血气。

消 血 块

滑石二钱　没药一钱　麒麟竭[①]一钱
无则用牡丹皮，为末，醋糊为丸。

瓦龙子能消血块。

『注释』

①麒麟竭：即血竭。

泄

川芎　黄芩　白术　茯苓　干姜　滑石　白芍炒　陈皮

㕮咀，煎汤服。

恶露不尽

谓产后败血所去不尽，在小腹作痛，五灵脂、香附末、蛤粉、醋丸，甚者入桃仁不去尖。

如恶血不下，以五灵脂为末，神曲糊丸，白术陈皮汤下。

中风

不可作风治，切不可以小续命汤①服之。必大补气血，然后治痰。当以左右手脉分其气血多少而治。

口眼㖞斜，不可服小续命汤。

『注释』

①小续命汤：方出《丹溪心法·卷一·中风》。方用麻黄、人参、黄芩、芍药、川芎、甘草、杏仁、防己、桂、防风、附子，煎温服，取微汗。

发热恶寒

大发热必用干姜，轻用茯苓，淡渗其热。一应苦寒及发表药，皆不可用也。才见身热，便不可表。发热恶寒，皆是气血。左手脉不足，补血药多于补气药。右手脉不足，补气药多于补血药。

恶寒、发热、腹满者，当去恶血。腹满者不是，腹痛者是。

产后不可下白芍，以其酸寒伐生发之气故也。

产后一切病皆不可发散。

小儿科

小儿食积痰热伤乳为病，大概肝与脾病多。小儿肝病多，及大人亦然。肝只是有余，肾只是不足。

吐泻黄疸

三棱　莪术　陈皮　青皮　神曲　麦芽　甘草　白术　茯苓　黄连

上为末，水调服。

伤乳吐泻者加山楂；时气吐泻者加滑石；发热者加薄荷；吐泻者用益元散。钱氏五补五泻之药俱可用。

急慢惊风

发热、口疮、手心伏热、痰热、痰喘、痰嗽。

并用通法；重则用瓜蒂散，轻则用苦参赤小豆末。须酸齑汁调服。吐之后，用通圣散蜜丸服之。

惊有二证：一者热痰，主急惊，当直泻之；一者脾虚，乃为慢惊，所主多死，当养脾。

东垣云：慢惊者，先实脾土，后散风邪。

急者，只用降火、下痰、养血。

慢者，只用朱砂安神丸，更于血药中求之。

黑龙丸　牛胆南星　礞石各一两，焰硝等分煅　天竺黄　青黛各半两　芦荟二两半　朱砂三钱　僵蚕五分　蜈蚣二钱半，烧存性

上为细末，煎甘草汤膏，丸如鸡头大。每服一丸或二丸。急惊薄荷汤下，慢惊桔梗、白术汤①下。

神圣牛黄夺命散　槟榔半两　木香三钱　大黄二两，面裹煨熟为末　白牵牛一两、一半炒，一半生用　黑牵牛粗末，一半生用，一半炒用

上为一处，研作细末，入轻粉少许。每服二钱，用蜜浆水调下。不拘时候，微利为度。

『注释』

①白术汤：方出《丹溪心法·卷三·疸》。方用桂心、白术、豆豉、干葛、杏仁、甘草、枳实，水煎，食前服。

『按语』

惊风分急惊风与慢惊风两类。急惊风多责之热与痰，开篇所言之症状为痰热所致急惊风之表现。慢惊风多因脾胃虚损，表现为遍身冷，口鼻气出亦冷，手足时抽搐，昏睡露睛等阳虚之证。此外，又有因过度惊吓所致之惊风。

疳病

胡黄连丸　胡黄连半钱，去果积　阿魏一钱半，醋煮，去肉积　麝香四粒　神曲二钱半，去食积　黄连二钱半，炒，去热积

上为末，猪胆汁丸，如黍米大。每服二十丸，白术汤下。

小儿疳病腹大：胡黄连丸二十丸，白术汤下。

『按语』

《小儿药证直诀》将疳病分为疳在内、疳在外、肝疳、心疳、脾疳（肥疳）、肾疳、筋疳、肿疳、骨疳。归其病机为"皆脾胃病，亡津液之所作也"。治疗上冷

者木香丸，热者胡黄连丸主之。

痘疮

分气虚、血虚补之。

气虚用人参、白术，加解毒药。

但见红点，便忌升麻葛根汤，发得表虚也。

吐泻、少食、为里虚。不吐泻、能食、为实。里实而补，则结痈肿。陷伏、倒靥、灰白、为表虚；或用烧人屎。黑陷甚者，烧人屎，红、活、绽、凸为表实，而复用表药，则要溃烂不结痂。二者俱见，为表里俱虚。

痘疮，或初出，或未出时，人有患者，宜预服此药。多者合少，重者合轻。方用丝瓜近蒂三寸连瓜子皮烧灰存性，为末，砂糖拌吃。入朱砂末亦可。

解痘疮毒药 丝瓜 升麻 酒芍药 甘草生用 糖毬 黑豆 犀角 赤小豆

解痘疮法，已出未出皆可用，朱砂为末，以蜜水调服。多者可减，少者可无。

腹胀

萝卜子蒸 紫苏梗 陈皮 干姜各等分 甘草减半

食减者加白术，煎服。

夜啼

人参一钱半 黄连一钱半,姜汁炒 甘草半钱 竹叶二十片

作二服。加姜一片，煎服之。

『按语』

夜啼病因大抵有三：脾寒、心热、惊恐。宋代钱乙云：夜啼，脾脏冷而痛也，当予温中药，以及以法禳之。

本篇所云之证乃心热所致。此外，小儿夜啼还应注意与饥饿、过饱、闷热、

寒冷、虫咬、尿布浸渍、衣被刺激等原因所致者鉴别。

口糜

戴云：满口生疮者便是。江茶、粉草敷之。
又方：苦参　黄丹①　五倍子　青黛
各等分，敷之。

『注释』

①黄丹：铅丹。

『按语』

本篇所述为口糜的外治法。

口糜为口疮的一种，满口糜烂，色红作痛者，称为口糜；发生在中唇两侧者为燕口疮。《圣济总录·小儿口疮》云："口疮者，由血气盛实，心脾蕴热，熏发上焦，故口生疮。"临证有虚火、实火之分。

脱囊肿大

戴云：脱囊者，阴囊肿大、坠下、不收上之说。
木通　甘草　黄连　当归　黄芩
煎服。
脱囊，紫苏叶为末，水调，敷上。荷叶裹之。

脱肛

戴云：脱肛者，大肠脱下之说。
东北方陈壁上土，汤泡，先熏后洗。亦可用脱囊用药服之。

木 舌

戴云：木舌者，舌肿硬不和软也。又言重舌者，亦是此类。二者盖是热病。用百草霜、滑石、芒硝、为末，酒调敷。

瘾 疹

黑斑、红斑、疮痒，用通圣散调服。

咯 红

戴云：咯红者即唾内有血，非吐血与咳血。
黑豆　甘草　陈皮
煎服。

吃 泥

胃热故也。
软石膏　甘草　黄芩　陈皮　茯苓　白术
煎服。

『按语』

《小儿药证直诀》载："脾疳，体黄腹大，食泥土，当补脾，益黄散主之""身瘦黄、皮干而有疮疥，其候不一，种种异端"。吃泥为脾疳（肥疳）的一种表现，病机多为脾虚胃热所致。

痢疾食积

食积。

黄芩　黄连　陈皮　甘草

煎服。赤痢加红花桃仁。白痢加滑石末。

食积痢。

炒曲　苍术　滑石　芍药　黄芩　白术　甘草　陈皮　茯苓

上㕮咀，煎，下保和丸。

解颅

乃是母气虚与热多耳。

戴云：即初生小儿头上骨未合而开者。

上以四君子汤、四物汤。有热加酒芩、炒黄连、生甘草，煎服。外以帛束紧，用白蔹末敷之。

『按语』

《小儿药证直诀》载：年大而囟不合，肾气不成也。长必少笑，更有目白睛多，䀮白色，瘦者，多愁少喜也。余见肾虚。

蛔虫

楝树根为君，佐以二陈汤，煎服。

口噤

郁金　藜芦　瓜蒂

为末，搐鼻。

风　痰

南星半两，切　白矾半两入器中，水高一指浸，晒干研细末　白附子一两

用飞白面为丸，如鸡头大。每服一丸或二丸，姜蜜薄荷汤化下服之。

癞　头

用红炭焠长流水令热，洗之。又服酒制通圣散。除大黄酒炒外，以胡荽子、伏龙肝①、悬龙尾②、黄连、白矾为末，调敷。

又方　松树厚皮③烧灰，一两　白胶香④熬沸倾石上，二两　黄丹一两，飞　白矾半两，火飞　软石膏一两　黄连半两　大黄五钱　轻粉四厘

上极细末，熬熟油调敷疮上。须先洗了疮口，敷乃佳。

『注释』

①伏龙肝：《丹溪心法·卷五·小儿》中未载。
②悬龙尾：《丹溪心法·卷五·小儿》中载为"伏龙尾"，为梁上灰尘。
③松树厚皮：祛风胜湿祛瘀敛疮。
④白胶香：首载于《新修本草》，味辛、微苦，性平，归肺、脾经，活血凉血止痛，解毒生肌。

赤　瘤

生地黄　木通　荆芥

苦药带表之类。用巴蕉油涂患处。

『按语』

《丹溪心法·卷五·小儿》载：小儿赤瘤，主伤血热。

鼻　赤

雄黄、黄丹、同敷。

一小儿好吃粽，成腹痛，黄连、白酒药、为末，调服乃愈。

金匮钩玄附录

火岂君相五志俱有论

火之为病，其害甚大，其变甚速，其势甚彰，其死甚暴。何者？盖能燔灼焚焰，飞走狂越，消烁于物，莫能御之。游行乎三焦虚实之两途：曰君火也，犹人火也；曰相火也，犹龙火也。火性不妄动，能不违道于常，以禀位听命运行造化，生存之机矣。夫人在气交之中，多动少静，欲不妄动，其可得乎。故凡动者皆属火。龙火一妄行，元气受伤，势不两立。偏胜则病移他经，事非细故，动之极也，病则死矣。经所以谓一水不胜二火之火，出于天造。君相之外，又有厥阴、脏腑之火，根于五志之内，六欲七情激之，其火随起。大怒则火起于肝，醉饱则火起于胃，房劳则火起于肾，悲哀动中则火起于肺。心为君主，自焚则死矣。丹溪又启：火出五脏主病。曰：诸风掉眩，属于肝火之动也。诸痛疮疡，属于心火之用也。诸气愤郁，属于肺火之升也。诸湿肿满，属于脾火之胜也。经所谓一水不胜五火之火，出自人为。又考《内经》病机一十九条内举属火者五：诸热瞀瘛，皆属于火；诸禁鼓慄，如丧神守，皆属于火；诸气逆上，皆属于火；诸躁狂越，皆属于火；诸病胕肿疼酸惊骇，皆属于火。而河间又广其说火之致病者甚多，深契《内经》之意。曰：喘呕、吐酸、暴注下迫、转筋、小便浑浊、腹胀大鼓之有声、痈疽、疡疹、瘤气、结核、吐下霍乱、瞀郁、肿胀、鼻塞、鼻衄、血溢、血泄、淋闭、身热、恶寒、战栗惊惑、悲笑谵妄、衄蔑血污之病，皆少阴君火之火，乃真心小肠之气所为也。若瞀瘛暴瘖、冒昧躁扰狂越、骂詈惊骇、胕肿酸疼、气逆上冲、禁栗如丧神守、嚏呕、疮疡、喉痹、耳鸣，及聋、呕涌溢、食不下、目昧不明、暴注、𥆧瘛、暴病、暴死，此皆少阳相火之热，乃心包络三焦之气所为也。是皆火之变见于诸病也。谓为脉虚则浮大，实则洪数。药之所主，各因其属。君火者，心火也，可以湿伏，可以水灭，可以直折，惟黄连之属可以制之。相火者，龙火也，不可以湿折之，从其性而伏之，惟黄柏之属，可以降之。噫！泻火之法，岂止如此，虚实多端，不可不察。以脏气司之：如黄连泻心火；黄芩泻肺火；芍药泻脾火；柴胡泻肝火；知母泻肾火。此皆苦寒之味，能泻有余之火耳。若饮食劳倦，内伤元气，火不两立，为阳虚之病。以甘温之剂除之，以黄芪人参甘草之属。若阴微阳强，相火炽盛，以乘阴位，日渐煎熬，为火虚之病；以甘寒之剂降之，如当归地黄之属。若心火亢极，郁热内实，为阳强之病，以咸冷之剂折之，如大黄朴硝之属。如肾水受伤，其阴失守，无根之火，为虚之病，以壮水之剂制之，如生地黄、玄参之属。若右肾命门火衰，为阳脱之病，以温热之剂济之，如附子干姜之属。若胃虚过食冷物，抑遏阳气于脾土，为火郁之病，以升散之剂发之，如升麻干葛柴胡防风之属。不明诸此之类，而求火之为病，施治何所依据。故于诸经，集略其说，略备处方之用，庶免实实虚虚之祸也。

气属阳动作火论

悍卫冲和不息之谓气，扰乱妄动变常之谓火，当其和平之时，外护其表，复行于里，周流一身，循环无端，出入升降，继而有常，源出中焦，总统于肺，气曷尝病于人也。及其七情之交攻，五志之间发，乖戾失常，清者遽变之为浊，行者抑遏而反止，表失卫护而不和，内失健悍而少降，营运渐远，肺失主持，妄动不已，五志厥阴之火起焉，上燔于肺气乃病焉。何者？气本属阳，反胜则为火矣。河间有曰：五志过极，则为火也。何后世不本此议，而一概类聚香辛燥热之剂。气作寒治，所据何理？且言七气汤制作：其用青皮、陈皮、三棱、蓬术、益智、官桂、甘草，遂以为平和可常用，通治七情所伤，混同一意，未喻其药。以治真气以下诸气，尤有甚焉者，兹不复叙。况所居之情，各各不同。且夫经言九气之变，未尝略而不详。如怒则气上，喜则气缓，悲则气消，恐则气下，寒则气收，热则气泄，惊则气乱，劳则气耗，思则气结。其言治法：高者抑之；下者举之；寒者热之；热者寒之；惊者平之；劳者温之；结者散之；喜者以恐胜之；悲者以喜胜之。九气之治，各有分别，何尝混作寒治论，而类聚香热之药，通言以治诸气，岂理之谓欤。若香辛燥热之剂，但可劫滞气，冲快于一时；以其气久抑滞，借此暂行开发之意。药中无佐使制伏所起之气，服之，甚则增炽郁火，蒸熏气液而成积，自积滋长而成痰，一饮下膈，气乃氤氲，清虚之象，若雾露之着物，虽滞易散，内挟痰积，开而复结，服之日久，安有气实而不动，气动而不散者乎。此皆人所受误之由，习俗已久，相沿而化，卒莫能救。升发太过，香辛散气，燥热伤气，真气耗散，浊气上腾，犹曰肾虚不能摄气归原，遂与苏子降气汤、四磨汤，下黑铅丹、养气丹①，镇坠上升之气。且硫黄黑锡佐以香热，又无补养之性，藉此果能生气而补肾乎。请熟详之：夫湿痰盛甚者，亦或当之，初服未显增变，由其喜坠、而愈进，形质弱者，何以收救。不悟肺受火炎，子气亦弱，降令不行，火无以制，相扇而动，本势空虚，命绝如缕，积而至深，丹毒济火，一旦火气狂散，喘息奔急而死。所以有形丹石丸药，重坠无形之气，将何抵受随而降之乎？譬以石投水，水固未尝沉也，岂不死欤？丹溪有曰：上升之气，自肝而出，中挟相火，其热愈甚，自觉无冷，非无冷也。火热似水，积热之甚，阳亢阴微，故有此证。认假作真，似是之祸，可胜言哉！《内经》虽云百病皆生于气，以正气受邪之不一也。今七情伤气，郁结不舒，痞闷壅塞，发为诸病。当详所起之因，滞于何经，上下部分脏气之不同。随经用药，有寒热温凉之各异。若枳壳利肺气，多服损胸中至高之气；青皮泻肝气，多服损真气。与夫木香之行中下焦气、香附之快滞气、陈皮之泄气、藿香之馨香上行胃气、紫苏之散表气、厚朴之泻卫气、槟榔之泻至高之气、沉香之升降其气、脑麝之散真气，若此之类，气实可宜。其中有行散者，有损泄者，其过剂乎，用之，能却气之标，而不能治气之本。岂可又佐以燥热之药，以火济火，混同谓治诸气，使之常服多服可乎？气之与火，一理而已，动静之变，反化为二。气作火论，治与病情相得。丹溪《发挥》论云：冷生气者，出于高阳生之谬言也。自非身受寒气，口食寒物，而足论寒者，吾恐十之无一二也。

『注释』

①养气丹：载于《局方》卷五，方用禹余粮石、紫石英、磁石、赤石脂、代赭石、附子、肉苁蓉、当归、茴香、补骨脂、巴戟、肉豆蔻、丁香、山药、鹿茸、白茯苓、沉香、远志、乳香、五灵脂、没药、朱砂、阳起石、钟乳石，助养真气，生阳逐阴，温平不僭，消磨冷滞，克化饮食，使五脏安宁，六腑调畅，百病不侵。《玉机微义》载：固滑脱，镇虚逆，复阳助阴。

血属阴难成易亏论

《内经》曰：荣者水谷之精也。和调于五脏，洒陈于六腑，乃能入于脉也。源源而来，生化于脾，总统于心，藏于脾肝，宣布于肺，施泄于肾，灌溉一身。目得之而能视、耳得之而能听、手得之而能摄、掌得之而能握、足得之而能步、脏得之而能液、腑得之而能气，是以出入升降濡润宣通者，由此使然也。注之于脉，少则涩，充则实。常以饮食日滋，故能阳生阴长，取汁变化而赤为血也。生化旺，则诸经恃此而长养；衰耗竭，则百脉由此而空虚。可不谨养哉。故曰：血者，神气也。持之则存，失之则亡。是知血盛则形盛，血弱则形衰；神静则阴生，形役则阳亢；阳盛则阴必衰，又何言阳旺而生阴血也。盖谓血气之常，阴从乎阳，随气运行于内，而无阴以羁束之，则气何以树立？故其致病也易，而调治也难。以其比阳常亏，而又损之，则阳易亢阴易乏之论，可以见矣。诸经有云：阳道实，阴道虚。阳道常饶，阴道常乏。阳常有余，阴常不足。以人之生也，年至十四而经行，至四十九而经断，可见阴血之难成易亏。知此阴气一亏伤所变之证：妄行于上则吐衄；衰涸于外则虚劳；妄返于下则便红，稍有热则膀胱癃闭，溺血；渗透肠间则为肠风；阴虚阳搏，则为崩中；湿蒸热瘀，则为滞下；热极腐化则为脓血。火极似水，血色紫黑；热盛于阴，发于疮疡；湿滞于血，则为痛痒瘾疹，皮肤则为冷痹。蓄之在上，则人喜忘；蓄之在下，则为喜狂。堕恐跌仆，则瘀恶内凝。若分部位：身半以上，同天之阳；身半以下，同地之阴；此特举其所显之证者。治血必血属之药，欲求血药，其四物之谓乎。河间谓随证辅佐谓六合汤者，详言之矣。余故陈其气味专司之要，不可不察。夫川芎血中之气药也，通肝经，性味辛散，能行血滞于气也。地黄血中血药也，通肾经，性味甘寒，能生真阴之虚也。当归分三治，血中主药，通肾经，性味辛温，全用能活血各归其经也。芍药阴分药也，通脾经，性味酸寒，能和血气腹痛也。若求阴药之属，必于此而取则焉。《脾胃论》有云：若善治者，随经损益，损其一二味之所宜为主治可也。此特论血病而求血药之属者也。若气虚血弱，又当从长沙。血虚以人参补之，阳旺则生阴血也，若四物者，独能主血分受伤，为气不虚也。辅佐之属：若桃仁、红花、苏子木、血竭、牡丹皮者，血滞所宜；蒲黄、阿胶、地榆、百草霜、棕灰者，血崩所宜；乳香、没药、五灵脂、凌霄花者，血痛所宜；苁蓉、锁阳、牛膝、枸杞子、益母草、夏枯草、败龟板者，血虚所宜；乳酪血液之物，血燥所宜；干姜桂者，血寒所宜；生地黄、苦参，血热所宜；此特取其正治之大略耳。以其触类而长，可谓无穷之应变矣。

滞下辩论

滞下之病，尝见世方以赤白而分寒热，妄用兜涩燥剂止之。或言积滞，而用巴硇[①]丸药攻之；或指湿热，而与淡渗之剂利之；一偏之误，可不明辩乎。谨按《原病式》所论，赤白同于一理，反复陈喻，但不熟察耳。果肠胃积滞不行，法当辛苦寒凉药，推陈致新，荡涤而去，不宜巴硇毒热下之。否则郁结转甚，而病变危者有之矣。若泻痢不分两证，混言湿热，不利小便，非其治也。夫泄者，水谷湿之象。滞下者，垢瘀之物同于湿热而成。治分两岐，而药亦异。若淡渗之剂，功能散利水道，浊流得快，使泄自止。此有无之形，岂可与滞下混同论治而用导滞行积可乎。其下痢出于大肠，传送之道，了不干于肾气。所下有形之物，或如鱼脑、或下如豆汁、或便白脓、或下纯血、或赤或白、或赤白相杂，若此者，岂可与泻混同论治而用淡渗利之可乎。尝原其本，皆由肠胃日受饮食之积，余不尽行，留滞于内，湿蒸热瘀，郁结日深，伏而不作；时逢炎暑，不行相火司令，又调摄失宜，复感酷热之毒；至秋阳气始收，火气下降，蒸发蓄积，而滞下之证作矣。以其积滞之滞行，故名之曰滞下。其湿热瘀积干于血分则赤；干于气分则白；赤白兼下，气血俱受邪矣。久而不愈，气血不运，脾积不磨，陈积脱滑下凝，犹若鱼脑矣。甚则肠胃空虚，关司失守，浊液并流，色非一类，错杂混下注出，状如豆汁矣。若脾气下陷，虚坐努责，便出色如白脓矣。其热伤血深，湿毒相瘀，粘结紫色，则紫黑矣。其污浊积而欲出，气滞而不与之出，所以下迫窘痛，后重里急，至圊而不能便，纵行频并亦少，乍止乍起而不安，此皆大肠经有所壅遏窒碍，气液不得宣通故也。众言难处，何法则可求之？长沙论云：利之可下者，悉用大黄之剂。可温者，悉用姜附之类。何尝以巴硇热毒下之，紧涩重药兜之。又观河间立言：后重则宜下、腹痛则宜和、身重则宜温、脉弦则去风、脓血粘稠以重药竭之，身冷自汗以重药温之，风邪内缩宜汗之，鹜溏为痢当温之，在表者汗之，在里者下之，在上者涌之，在下者竭之，身表热者内疏之，小便涩者分利之。用药轻重之别，又加详载。行血则便脓自愈，调气则后重自除，治实治虚之要论。而丹溪又谓大虚大寒者，其治验备载《局方发挥》。观此诸法，岂可胶柱而调瑟。又有胃弱而闭不食，此名禁口痢，病七方未有详论者。以《内经》大法推之，内格呕逆火起炎上之象。究乎此，则胃虚木火乘之，是土败木贼也，见此多成危候。

『注释』

①硇（náo 挠）：硇砂，味咸、苦、辛，性温，有毒，归肝、脾、胃经，消积软坚，化腐生肌，祛痰利尿。

三消之疾燥热胜阴

尝读刘河间先生《三消》之论，始言天地六气五味，以配养人身六位五脏，而究乎万物之源；终引《内经》论渴诸证，以辩乎世方热药之误。此比物立象，反复详明，非深达阴阳造化之机者，孰能如是邪。请陈其略：夫经中有言心肺气厥而渴者，有肾热而渴者，有言胃与大肠结热而渴者，有言脾痹而渴者，有因小肠痹热而渴者，有因伤饱肥甘而食渴者，有因醉饱入房而渴者，有因远行劳倦遇天热而渴者，有因伤害胃干而渴者，有因肾热而渴者，有因痛风而渴者。虽五脏之部分不同，而病之所遇各异，其为燥热之疾一也。三消之热，本湿寒之阴气衰，燥热之阳气太甚，皆因乎饮食之饵失节，肠胃干涸，而气液不得宣平。或耗乱精神，过违其度；或因大病，阴气损而血液衰虚，阳气悍而燥热郁甚；或因久嗜咸物，恣食炙煿，饮食过度；亦有年少服金石丸散，积久实热结于下焦，虚热血气不能制，实热燥甚于肾，故渴而不饮。若饮水多而小便多者，名曰消渴。若饮食多而不甚渴，小便数而消瘦者，名曰消中。若渴而饮水不绝，腿消瘦，而小便有脂液者，名曰肾消。此三消者，其燥热同也。故治此疾者，补肾水阴寒之虚，而泻心火阳热之实，除肠胃燥热之甚，济身津液之衰。使道路散而不结，津液生而不枯，气血利而不涩，则病日已矣。岂不以滋润之剂，养阴以制燥，滋水而充液哉。何故？泄漏消渴，多者不知，其书谓因下部肾水虚，不能制其上焦心火，使上实热而多烦渴，下虚冷而多小便。若更服寒药，则元气转虚，而下部肾水转衰，则上焦心火尤难治也。但以暖药补养元气，若下部肾水得实，而胜退上焦心火，则自然渴止，小便如常，而病愈也。吁！若此未明阴阳虚实之道也。夫肾水属阴而本寒，虚则为热。心火属阳而本热，虚则为寒。若肾水阴虚，则心火阳实，是谓阳实阴虚，而上下俱热矣。以彼人言，但见消渴数溲，妄言为下部寒尔，岂知肠胃燥热怫郁使之然也。且夫寒物属阴，能养水而泻心；热物属阳，能养火而耗水。今肾水既不能胜心火，则上下俱热，奈何以热养肾水欲令胜心火，岂不闇①哉。彼所谓水气实者必能制火，虚则不能制火。故阳实阴虚，而热燥其液，小便淋而常少。阴实阳虚，不能制水，小便利而常多。此又不知消渴小便多者，盖燥热太甚，而三焦肠胃之腠理怫郁结滞，致密壅塞，而水液不能渗泄浸润于外，以养乎百骸。故肠胃之外燥热太甚，虽多饮水入于肠胃之内，终不能浸润于外，故渴不止而小便多。水液既不能渗泄浸润于外，则阴燥竭而无以自养，故久而多变为聋盲疮疡痤痱之类而危殆。其为燥热伤阴也，明矣。

『注释』

①闇（àn 暗）：愚昧；糊涂。

泄泻从湿治有多法

泄泻者，水湿所为也。由湿本土，土乃脾胃之气也。得此证者，或因于内伤，或感于外邪，皆能动乎脾湿。脾病则升举之气下陷，湿变注并出大肠之道，以胃与大肠同乎阳明一经也。经云湿可成泄，垂教治湿大意。而后世方论泥云：治湿不利小便，非其治也。故凡泄泻之药，多用淡渗之剂利之。下久不止，不分所得之因，遽[1]以为寒，而用紧涩热药兜之。夫泄有五：飧泄者，水谷不化而完出，湿兼风也；溏泄者，所下汁积粘垢，湿兼热也；鹜泄者，所下澄澈清冷，小便清白，湿兼寒也；濡泄者，体重软弱，泄下多水，湿自甚也；滑泄者，久下不能禁固，湿胜气脱也。若此有寒热虚实之不同，举治不可执一而言。谨书数法于后：夫泄有宜汗解者。经言春伤于风，夏必飧泄。又云：久风为飧泄，若《保命集》云，用苍术、麻黄、防风之属是也。有宜下而保安者。若长沙言，下痢脉滑而数者，有宿食也，当下之。下利已差至其时复发者，此为下未尽更下之安，悉用大承气汤加减之剂。有宜化而得安者。《格致余论》夏月患泄，百方不效，视之，久病而神亦瘁，小便少而赤，脉滑而颇弦，格闷食减。因悟此久积所为，积湿成痰留于肺中，宜大肠之不固也。清其源则流自清。以茱萸等作汤，温服一碗许，探喉中，一吐痰半升，如利减一半，次早晨饮，吐半升而利止。有宜补养而愈者，若《脾胃论》言脉弦、气弱、自汗、四肢发热、大便泄泻，从黄芪建中汤。有以调和脾湿而得止者，若洁古言曰：四肢懒倦，小便不利，大便走泄，沉困，饮食减少，以白术、芍药、茯苓，加减治之。有宜升举而安者，若《试效方》言：胃中湿脾弱，不能运行，食下则为泄，助甲胆风胜以克之。以升阳之药羌活、独活、升麻、防风、炙甘草之属。有宜燥湿而后除者，若《脾胃论》言：土湿有余，脉缓，怠惰嗜卧，四肢不收，大便泄泻，从平胃散。有宜寒凉而愈者，若长沙言：协热自利者，黄芩汤主之。举其湿热之相宜者，若长沙言，下利脉迟紧痛未欲止当温之；下利身痛急当救里；下利清白水液澄澈，可与理中四逆汤辈。究其利小便之相宜者，河间言湿胜则濡泄。小便不利者，可与五苓散、益元散分导之。以其收敛之相宜者，东垣言：寒滑气泄不固，制诃子散涩之。以上诸法，各有所主，宜独利小便而湿动也。岂独病因寒，必待龙骨、石脂紧重燥毒之属涩之。治者又当审择其说，一途取利，约而不博可乎。

『注释』

[1] 遽（jù巨）：遂；就。

『按语』

上论六篇,义本河间《原病式》、丹溪《格致余论》《局方发挥》。然笔力孱弱,词旨謇涩,义理不透,法律不明。殊非贤者手笔,循例铺陈。而字句又多枝蔓,此非所以诏示后学也。疑是后人抄撮谬附。因系旧文,不敢删削。故存而辨之如此。甲午仲冬十二日学海谨识。

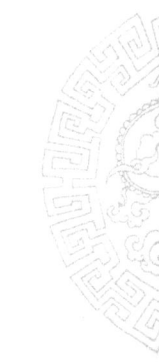

附　　录

朱震亨及其《金匮钩玄》理论特色研究

（一）朱震亨的生平及著作

朱震亨（1281—1358年），字彦修，号丹溪先生，元代婺州义乌（今浙江省义乌市）赤岸人，因其家乡有溪流名丹溪，故被称为"丹溪翁"。金元四大家之一，为"滋阴派"创始人。提出"阳有余而阴不足论"与"相火论"等，倡导滋阴降火之法。此外，对于杂病的治疗亦颇有建树，故王纶在《明医杂著·仲景东垣河间丹溪诸书孰优》中有"杂病用丹溪"之说。

丹溪自幼聪颖好学，日记千言。少年时期，其父亲、伯父、叔父均为庸医误治而故去，全家靠母亲戚氏支撑。家境贫寒、家教严格使其形成胸怀正义、敢作敢为之豪迈性格。20岁被推举为里正，处处为民着想，免除官府的苛捐杂税，说服县丞免修岱宗祠。30岁时，因母亲患"脾疼"，"众工束手"，遂刻苦钻研《素问》，历经五载，将母治愈。36岁时，朱丹溪听闻许文懿（许谦）在八华山所授程朱理学，反思自己，认为"丈夫所学，不务闻道，而唯侠是尚，不亦惑乎？"（宋濂《故丹溪先生朱公石表辞》），遂拜别母亲与妻儿，师从许谦。丹溪学习刻苦，"潜验默察"，且深受震撼，自惭形秽，"汗下如雨"。经过四载光阴，逐渐"日有所悟"，心胸开阔，性情温和，学得格物以致知之法，为其日后学习中医打下了方法学基础。受儒家思想的影响，科举制度恢复后，丹溪参加了两次科举考试，但均以失败告终。适逢妻子因病去世，加之其师许谦的鼓励："子聪明异常人，其肯游艺于医乎？"（戴良《丹溪翁传》），遂弃儒学医。两年后，治愈许谦之顽疾，从而声名鹊起。45岁时，闻及刘完素再传弟子罗知悌医术高明、学问精湛，且旁参张从正、李东垣二家之说，故前往求教，"日拱立于其门"，风雨无阻，"蒙叱骂者五七次"，历经三个月，终于用诚心和毅力感动罗知悌，成为其唯一嫡传弟子，被授以刘完素、张从正、李东垣三家之书及医学要旨。学成后回到义乌老家济世救人，不但医术高明而且医德高尚，深受乡民之推崇与爱戴。

丹溪治学严谨，应弟子张翼再三请求，著《格致余论》，共收录医论46篇，被公认为反映丹溪医学思想的代表作。又著《局方发挥》《金匮钩玄》《本草衍义补遗》《伤寒辨疑》《外科精要发挥》等书。另有其门徒及私淑者根据丹溪之学术思想与临证经验进行整理、概括、纂辑而成的论著，如《丹溪心法》《脉因证治》《丹溪治法心要》《丹溪心法附余》《丹溪手镜》《丹溪纂要》《丹溪摘玄》等。其中，《丹溪心法》流传之广、影响之大，是研究朱丹溪学术成就的重要依据之一，亦为临床医家必读之书。虽然其儒学造诣深厚，但并无儒学著作，丹溪曾言："义理精微，礼乐制度，吾门师友论著已悉，吾可以无言矣"（宋濂《故丹溪先生朱公石表辞》）。因此，宋濂明确指出其"故其所述，独志于医为多"。另著有《宋论》《风木问答》等非医学著作，《宋论》为史学著作，《风木问答》为环境学著作，被收于明代龙山童氏乐志堂编辑刊刻的杂纂类实用小型丛书《奚囊广要》中。

（二）朱震亨学术思想产生的背景及渊源

1. 时代背景

元代初期极少举办科举，多采用世袭、恩荫及推举制度，后期下诏恢复科举，主要以程朱理学为考试内容，但是为了保障蒙古人与色目人的利益，汉人的科举考试录取比例非常低，因此许多儒生转而攻医，如张元素、李东垣、王好古、罗天益等均为儒医结合的典范。《新元史》中记载，元代更有"为医师者……亦须通《四书》。务要精通，不精通者禁治，不得行医"的规定。丹溪曾两次参加科举考试，均以落榜而告终。由于理学的盛行，丹溪深受程朱理学清心寡欲、节制声色嗜好、格物致知思想的影响，开启了思考中医的特殊角度。

《局方》是第一部由政府下令编成的成药处方专著，由陈师文、裴宗元等医官参与校正。该书中包含有很多名方，是一部流传较广、影响较大的临床方书，官府民间皆形成了一种应用《局方》的时俗。由于元代始建之初，行医无任何条件限制，官府徒有考核医生的规定但罕有落实，导致庸医泛滥。加之《局方》"无病源议论，止于各方条述证候，继以药石之分两，修制药饵之法度"（《局方发挥》），当时大多数医家皆盲目、片面地根据临床症状而选用相应方剂，缺乏理论分析，不知辨证施治，而且《局方》中有不少香、温、燥药物，不宜"多服、常服、久服"，因此众多病人被庸医误治乃至失去性命，丹溪的亲人也饱受其害。另外，元代时回族医药传入我国并得以发展，在宫廷及民间都十分盛行，然其用药亦多香燥之品，时人滥用导致体内阴液匮乏，而有助火之弊。同时，元代统治者赋予蒙古人与色目人极大的权利，却让汉族人负担较大的赋税和劳役，故民族压迫和阶级压迫十分沉重，致使百姓生活困苦不堪，忧思郁结，体内化火伤阴实属必然，这也是丹溪滋阴学术思想产生的重要原因之一。

2. 学术思想的渊源

朱丹溪认为"《素问》，载道之书也"（《格致余论·序》），是医家立论之本。"仲景诸方，实万世医门之规矩准绳也，后之欲为方圆平直者，必于是而取则焉"（《格致余论》）。故在学医之初，即研读了《内经》《难经》《伤寒论》《金匮要略》等经典理论之书，并以此治愈了母亲之病。而当时《局方》盛行，丹溪也曾夜以继日地学习《局方》，继而认识到"操古方以治今病，其势不能尽合，苟将起度量，立规矩，称权衡，必也《素》《难》诸经乎！"（戴良《丹溪翁传》）。故《内经》《伤寒论》等经典理论是丹溪学术思想的渊源。

丹溪的老师罗知悌为刘完素之再传弟子，又旁通张从正、李东垣二家学说。他对丹溪说："学医之要，必本于《素问》《难经》，而湿热相火，为病最多，人罕有知其秘者。兼之长沙之书，详于外感；东垣之书，详于内伤；必两尽之，治疾方无所憾。区区陈、裴之学，泥之且杀人。"丹溪闻之，坚定了以经典理论为基础的观点，并且对《局方》的疑问烟消云散。罗氏并以刘、张、李诸书传之，"因见河间、戴人、东垣、海藏诸书，始悟湿热相火，为病甚多"（《格致余论·序》）。可见，丹溪学术观点的形成与罗氏集三家之大成有极大的关系。

戴良《丹溪翁传》言：丹溪"以三家之论，去其短而用其长，又复参之以太极之理，《易》《礼记》《通书》《正蒙》诸书之义，贯穿《内经》之言，以寻其指归"。正是对丹溪学术思想渊源的最好总结。

（三）《金匮钩玄》学术思想特点

《金匮钩玄》是一部代表朱丹溪学术思想的重要著作，具有较高的临床实用价值。该书如实记录了朱丹溪治疗内科杂病、妇科疾病、儿科疾病、喉科疾病和外科疾病等的诊治经验，是丹溪"阳常有余，阴常不足""湿热相火""气血痰郁"等学说在临床上的具体应用，对后世临床有着重要的指导作用，影响深远。因其内容简明扼要，故书名"钩玄"，而"金匮"二字，以示为医家所"珍贵"。

朱丹溪的主要学术思想是创立"阳常有余，阴常不足"及"湿热相火"为病的理论，在《格致余论》《局方发挥》等书中均已阐述，但缺乏临床印证。该书弥补了这一缺陷。他在论治杂病时每多从火热立论，如嗳气、吞酸、嘈杂等均属"火动"，黄疸、痛风等同为"湿热"，中风、头痛、头眩等皆属"痰火"，凡此种种，不胜枚举，说明"火""热"为患的广泛性和重要性。

丹溪对杂病的治疗颇有心得，故有"杂病用丹溪"之说。他对杂病的治疗主要从"气、血、痰、郁"四个方面着手，并创立了"气血痰郁"学说，认为"气血中和,万病不生,一有怫郁,诸病生焉",并以此指导临床杂病的治疗,在该书中得到充分的反映。丹溪治疗"气、血、痰、郁"而创制的越鞠丸,适用于气、血、痰、火、湿、食等郁结而致的胸膈痞闷,或脘腹胀痛,嘈杂吐酸,饮食不化,嗳气呕吐等症,在当今临床上仍然广为应用。

再如,"中风"一证,仲景提出内虚邪中,河间火势招风,东垣谓内损风中,唯丹溪从痰论治。他认为:中风多是"湿土生痰,痰生热,热生风也",中风"半身不遂,大率多痰"。其治疗"有痰,以治痰为先""气虚有痰,浓参汤合竹沥、姜汁",血虚中风者,除用四物汤补之外,还"恐泥痰,再加竹沥、姜汁入内服"。昏迷苏醒后,仍用祛痰药治之。其辨证遣药处处体现中风"不可作风治""当从痰治"的宝贵经验,而竹沥、姜汁更是治中风要药。中风是危急重证,豁痰通络开闭,可望得以救治,而言火、言虚、言风之论,虽不无可取之处,然缓不济急,力挽狂澜者少。

在全书引用的213味药物中,应用频次较多的有补气养血药、理气行血散郁药、化湿祛痰药。这一用药规律在一定程度上反映了朱丹溪杂病辨治注重气、血、痰、郁的学术思想,同时也可看出其杂病气、血、痰、郁辨治用药的灵活,引药种类丰富,不局限于时医习用的本草一途。

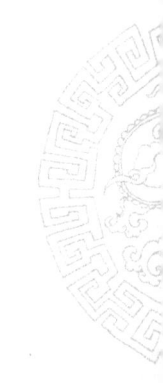